La interpretación en el contexto sanitario: aspectos metodológicos y análisis de interacción del intérprete con el usuario

STUDIEN ZUR ROMANISCHEN SPRACHWISSENSCHAFT UND INTERKULTURELLEN KOMMUNIKATION

Herausgegeben von
Gerd Wotjak, José Juan Batista Rodríguez und Dolores García-Padrón

BAND 140

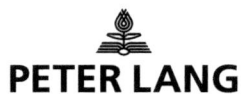

Laura Parrilla Gómez

La interpretación en el contexto sanitario: aspectos metodológicos y análisis de interacción del intérprete con el usuario

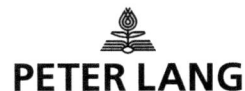

Bibliografische Information der Deutschen Nationalbibliothek
Die Deutsche Nationalbibliothek verzeichnet diese Publikation
in der Deutschen Nationalbibliografie; detaillierte bibliografische
Daten sind im Internet über http://dnb.d-nb.de abrufbar.

Gedruckt auf alterungsbeständigem, säurefreiem Papier.
Druck und Bindung: CPI books GmbH, Leck

ISSN 1436-1914
ISBN 978-3-631-79968-0 (Print)
E-ISBN 978-3-631-79969-7 (E-PDF)
E-ISBN 978-3-631-79970-3 (EPUB)
E-ISBN 978-3-631-79971-0 (MOBI)
DOI 10.3726/b16042

© Peter Lang GmbH
Internationaler Verlag der Wissenschaften
Berlin 2020
Alle Rechte vorbehalten.

Peter Lang – Berlin · Bern · Bruxelles ·
New York · Oxford · Warszawa · Wien

Das Werk einschließlich aller seiner Teile ist urheberrechtlich
geschützt. Jede Verwertung außerhalb der engen Grenzen des
Urheberrechtsgesetzes ist ohne Zustimmung des Verlages
unzulässig und strafbar. Das gilt insbesondere für
Vervielfältigungen, Übersetzungen, Mikroverfilmungen und die
Einspeicherung und Verarbeitung in elektronischen Systemen.

Diese Publikation wurde begutachtet.

www.peterlang.com

Agradecimientos

En primer lugar, mi más sincero agradecimiento a la persona que me ha enseñado a investigar, a escribir, a ser profesional, y a ser persona: a la Dra. Encarnación Postigo Pinazo, por estar a mi lado durante estos años de mi formación, y por seguir dedicándome tiempo a darme consejos para seguir formándome como investigadora y como docente.

En segundo lugar, quiero expresar mi gratitud al Hospital Costa del Sol y a su dirección médica por la oportunidad de presenciar la labor que realiza el grupo de intérpretes que presta servicios en dicho centro. Quiero mostrar mi más sincero agradecimiento a su director médico que apostó por esta investigación, y que confió en mí. Agradecer también a todo el personal sanitario que mostró su apoyo durante la compilación de este corpus y a su grupo de intérpretes.

Al Dr. Francisco Javier Gómez Romero, especialista en Medicina Preventiva y Salud Pública del Servicio de Investigación del Hospital de Ciudad Real, por leerse con esmero y delicadeza esta obra y saber reconocer la importancia que puede tener para el campo de la medicina.

A Adrian Perry por sus revisiones y sus comentarios, a Elisabeth Maia, Carina Lachmann y a Stuart Gregory por su ayuda en la transcripción de las grabaciones del corpus, y a éste último sobre todo por su apoyo y paciencia durante todos los años de recopilación del corpus.

A las grandes personas que tengo a mi lado y que me han ofrecido su ayuda, con revisiones y sugerencias, a Pepe Santana Prieto, a Pedro Peláez Cornejo y a Teresa Rodríguez Márquez, gracias, porque sin vuestros ánimos estos últimos meses esta obra no habría visto la luz.

Y por último, a mis padres, que siempre están ahí y entienden los tiempos dedicados a este libro, momentos que no les he podido dedicar a ellos.

A mis padres, Eloy y Loly

Índice de contenido

PRÓLOGO 13

1. INTRODUCCIÓN 15

2. ESTADO DE LA CUESTIÓN 19
    2.1. Situación actual de la investigación en la traducción e interpretación en el contexto hospitalario 21
    2.2. Recursos electrónicos y nuevas tecnologías para la traducción e interpretación en el contexto hospitalario 29
        2.2.1. Internet 30
        2.2.2. Software y aplicaciones para móviles 32
    2.3. Formación de futuros traductores e intérpretes 33
        2.3.1. Formación y acreditación 34
            2.3.1.1. Panorama internacional 36
            2.3.1.2. Panorama español 39
    2.4. Nuevas modalidades de traducción e interpretación en hospitales: la teleinterpretación 40

3. CARACTERÍSTICAS DE LA TRADUCCIÓN E INTERPRETACIÓN EN HOSPITALES 45
    3.1. Traducción 45
        3.1.1. Guías de traducción 47
        3.1.2. Folletos y hojas de información para pacientes 48
            3.1.2.1. Historias clínicas 50
            3.1.2.2. Consentimiento informado 51
    3.2. Interpretación 51
        3.2.1. Interpretación de enlace 54
        3.2.2. Interpretación susurrada e interpretación simultánea 56
        3.2.3. Nuevas tecnologías en el campo de la interpretación 56

4. CONSIDERACIONES PARA LA FORMACIÓN DE INTÉRPRETES ... 61

- 4.1. Códigos éticos ... 61
- 4.2. El papel durante la interpretación ... 63
- 4.3. Las adaptaciones culturales ... 97
- 4.4. La terminología ... 100
  - 4.4.1. Explicación terminológica ... 106
- 4.5. Uso de primera/tercera persona ... 117
- 4.6. Pausas, énfasis, cambio del tono del mensaje ... 122
  - 4.6.1. Pausas ... 122
  - 4.6.2. Énfasis ... 124
  - 4.6.3. Cambio del tono del mensaje ... 126
    - 4.6.3.1. Suavizar el mensaje ... 127
    - 4.6.3.2. Cambiar el mensaje sutil de proveedor de servicios para expresar abiertamente la información necesaria ... 129
    - 4.6.3.3. Enfatizar la importancia del mensaje ... 131
    - 4.6.3.4. Formal vs. informal ... 135
    - 4.6.3.5. Transmitir malas noticias ... 137
- 4.7. Técnicas del intérprete ... 139
  - 4.7.1. Organización del discurso ... 139
  - 4.7.2. Reformulación ... 143
  - 4.7.3. Adaptación del mensaje al nivel cultural de los participantes ... 150
  - 4.7.4. Omisiones ... 159
  - 4.7.5. Repeticiones ... 172
  - 4.7.6. Adición de información ... 175
  - 4.7.7. Verificación de la información ... 176
  - 4.7.8. Aclaraciones ... 183

- 4.8. Partículas discursivas 184
  - 4.8.1. Señales de atención 184
  - 4.8.2. Partículas para provocar respuesta 185
  - 4.8.3. Confirmación de la información 186
  - 4.8.4. Partículas de vacilaciones 188
  - 4.8.5. Partículas de resumen 190
  - 4.8.6. Fórmulas de actos de habla corteses 191
- 4.9. Rasgos propios de la teleinterpretación 192
  - 4.9.1. El ruido 195
  - 4.9.2. Protocolo de presentación y despedida 197
  - 4.9.3. Falta de atención 199
- 4.10. Posibles errores 200
  - 4.10.1. Errores en la transmisión del mensaje 200
  - 4.10.2. Errores en la expresión lingüística 210

5. CONCLUSIONES 217

6. REFERENCIAS BIBLIOGRÁFICAS 221

Índice de tablas 235

PRÓLOGO

Una de las ideas centrales por las que, en la actualidad, se rigen la mayoría de sistemas sanitarios es que la atención que reciben los pacientes por parte de los profesionales debe ser de calidad, bajo el amparo de la atenta y permanente mirada de la evidencia científica.

Por ello, de un modo justificado en cierta manera, dichos sistemas han centrado el foco de atención en la necesidad imperativa de obtener y mantener un conocimiento actualizado o en vigor mediante las publicaciones comunicadas con el mayor rigor y precisión posible que la medicina otorga en ese momento (desde las Guías de Práctica Clínica hasta las revisiones sistemáticas o meta-análisis, los períodos hábiles de duración del contenido que sostienen estas publicaciones bajo estrictas reglas metodológicas del juego empírico, no suelen ser mayores de 5 años), mientras que la comunicación con el paciente, la visión de su espectro social o las necesidades que experimenta y que nos intenta transmitir, han quedado muchas veces fuera de este marco.

Si además le unimos la consideración de una accesibilidad equitativa de los pacientes, teniendo en cuenta sus propias culturas y orígenes, hace que esta rama de la ciencia tenga de manera obligada la escrupulosa orientación a una traducción e interpretación acorde, siendo por ello esta obra pionera tanto en la forma de pormenorizar detalles sobre esta temática, como en la exposición de ejemplos con muestras reales en el panorama de la interpretación en entes públicos.

En términos de comunicación efectiva, interpretación del lenguaje y lingüística, se formula un valioso modelo multifactorial que la autora, gracias a sus años de experiencia como traductora e intérprete en el sector público y privado, y a su formación académica en Traducción e Interpretación médica (en España y en Reino Unido), a la hora de plantear los problemas que genera esta tesitura, los resuelve de forma minuciosa, como con la vertebración sintetizada del contenido de esta materia que debería ser recibida en el ámbito de la Sanidad, haciendo que su lectura sea un ensayo práctico a inculcar de forma paulatina en el trabajo asistencial rutinario de los profesionales sanitarios. Todo ello sin olvidarnos del gran valor que presenta su trabajo por basarse en una investigación que se ha centrado en obtener datos reales de conversaciones entre pacientes y personal sanitario, elemento que lo hace muy relevante en este campo en nuestro país.

La presente obra ha sido organizada en cinco secciones. La primera y segunda sección hacen una presentación y síntesis de las iniciativas investigadoras para la traducción e interpretación, llevadas a cabo hasta ahora en el ámbito nacional como internacional, así como de los recursos materiales y humanos usados para ello en las entidades públicas de toda índole, incidiendo en el medio sanitario. Estas secciones desembocan en la tercera, donde se describen de forma detallada tanto las características como las propiedades recogidas de estas iniciativas con un análisis objetivo y con explicaciones de la metodología usada para la comunicación en cada una de ellas. La cuarta sección es el núcleo central del volumen, ya que en ella figuran todas aquellas consideraciones y términos que posibilitan la formación de intérpretes en cualquier marco, pero sobre todo, en el mundo sanitario, aportando la autora una descripción metódica que convierte la complejidad de este campo en una lectura agradable y precisa, capacitando a cualquier lector para entender y justificar la necesidad de facilitar a estos profesionales su labor con el desarrollo de herramientas que implementan la comunicación. En la quinta sección, cada idea de la obra es sintetizada a modo de recomendaciones o de pautas en las que profundizar, para poder llegar a instaurar un entorno favorecedor que consiga forjar la unión de estas materias en un futuro que, sin lugar a dudas, ya es presente.

Manifiesto que la iniciativa, constituida en gran abundancia con referencias del estado de la cuestión y basándose en datos obtenidos de un corpus real, pudiera ser un principio de la estrecha y próspera colaboración entre las ciencias de la interpretación, más sociales y humanas, capacitadas para el entendimiento del proceso comunicativo, del pensamiento y la razón, con respecto a las ciencias del mundo sanitario, menos carente de la comprensión de la evidencia empírica y de los problemas de salud cotidianos de la población, a las que con una entrelazada armonía podríamos agradecer la producción más exhaustiva y eficiente de una sociedad más saludable y un sistema socialmente más capacitado para remediar los problemas tanto culturales o sociales, como patológicos, y que frecuentemente suelen culminar de forma asociada. La obra constituye un valioso instrumento para la investigación al aportar metodología y muestras de discurso real. Marca un precedente para futuras investigaciones científicas que contribuyan a mejorar las sinergias entre el ámbito de la medicina y el de la comunicación.

Francisco Javier Gómez Romero

Especialista en Medicina Preventiva y Salud Pública. Servicio de Investigación, Docencia, Formación, Calidad y Biblioteca de la Gerencia de Atención Integrada de Ciudad Real.
Facultad de Medicina de la Universidad de Castilla-La Mancha

1. INTRODUCCIÓN

El presente trabajo se enmarca dentro de los estudios de la interpretación en los Servicios Públicos (de ahora en adelante, ISSPP), un campo que está experimentando un rápido desarrollo gracias a muchos investigadores y académicos que se dedican a demostrar lo importante que es facilitar ayuda a las minorías, inmigrantes, refugiados, o a cualquier otra persona que no hable el idioma del país donde vive (Wadensjö, 1998, pág. 43).

Durante la última década, la mayoría de estos esfuerzos se han centrado en proporcionar una visión global de lo que está sucediendo en este campo en todo el mundo, de cómo ciertos países fomentan una mayor investigación sobre el tema con asociaciones, redes, conferencias como *The Critical Link*[1], acreditaciones para ejercer la profesión o estudios sobre los tipos de códigos éticos que rodean el campo de la interpretación. Investigaciones internacionales como Pöchhacker (1999), Wadensjö (1998), Hale (2007), Gentile, Ozolins y Vasilakakos (1996), Corsellis (2008), Angelelli (2015) y Tipton y Furmanex (2016), se han unido para brindar al servicio público la interpretación de un estado bien merecido.

En España también hemos experimentado un aumento en Tesis doctorales y otras investigaciones relacionadas con este campo, comenzando con Martin (2000), Valero Garcés (2003) o Abril Martí (2006) junto con algunos grupos de investigación (FITISPO, GRETI, CRIT, MIRAS, red COMUNICA), cuyos miembros están dedicados a promover la ISSPP en nuestro país. Las principales líneas de investigación se han centrado en el discurso especializado, la calidad en la interpretación y las descripciones generales sobre el contexto del servicio público. Recientemente también ha aumentado el número de Trabajos de Fin de Grado para explorar la situación actual de la provisión de intérpretes en el contexto hospitalario (Rodríguez Cobo, 2018), o de asistencia a los refugiados (Migoya García, 2018), hecho que demuestra el interés por este campo ya en la etapa de formación. Destacar, también, los trabajos basados en información obtenida directamente de centros hospitalarios como el de Parrilla Gómez (2013), Ortega Arjonilla y Martínez López (2017), Pino Postigo (2017) y Foulquié-Rubio, Vargas-Urpi y Fernández Pérez (2018).

La literatura reciente describe los nuevos avances en el campo, con la aparición de software y aplicaciones para *smartphones*, los recursos encontrados en Internet, los nuevos programas de capacitación y los tipos de acreditaciones que

---

1 https://criticallink.org/

los intérpretes pueden obtener para trabajar como intérpretes en el campo de la salud. Este estado profesionalizado se completa gracias al trabajo llevado a cabo por asociaciones profesionales como la *International Medical Interpreters Association* (IMIA)[2], y al trabajo que realizan para acreditar y evaluar a los profesionales de la salud las diversas redes que apoyan al intérprete con sus códigos éticos, estándares de actuación y programas de capacitación (Parrilla Gómez, 2018). En nuestro país contamos con diversos programas a nivel europeo, como el proyecto Erasmus Plus de Educación Superior KA2 "Enhancing communication: research to improve communication for people with special needs and development of ICT resources and tools" (2015-1-ES01-KA203-015625)[3] de la Universidad de Málaga, que ha centrado su trabajo en el desarrollo de una aplicación móvil para la atención al paciente discapacitado.

En España, el creciente número de inmigrantes por un lado y, por otro lado, el papel de nuestro país como principal destino turístico son factores que nos han obligado a tomar medidas para solventar las barreras lingüísticas entre los proveedores de servicios públicos y los usuarios, especialmente en hospitales y centros de salud. La sociedad española se está dando cuenta de lo común que es encontrar problemas de comunicación entre ellos y los extranjeros y, aunque la provisión de intérpretes ha mejorado mucho en la última década, la falta de unificación entre las organizaciones, los proveedores y el gobierno, junto con la falta de reconocimiento de la profesión son obstáculos que España aún debe superar.

Esta nueva realidad social de la ISSPP va más allá de un mero proceso de traducción de un mensaje, sino que existen muchos factores extra-textuales que influyen en este proceso, siendo necesario conocer distintos aspectos de la cultura del paciente, por ejemplo, comprender el contexto sanitario del país de procedencia, porque este contexto es el que guía el comportamiento, creencias y prácticas hacia el cuidado sanitario. Por ejemplo, en algunos países árabes, dar a luz en un hospital se considera de una clase social más alta que dar a luz en casa con una matrona (ACCESS, 1999).

Desde el contexto universitario, se hace necesario incluir créditos para la formación en ISSPP, al igual que ya se dedican esfuerzos para incluir la enseñanza de idiomas en contextos más especializados como el de negocios (Muñoz Luna & Taillefer, 2018) o la inclusión de otras lenguas minoritarias como el árabe en el panorama de la enseñanza de la traducción (Roser i Nebot, 2015).

---

2 http://www.imiaweb.org/
3 https://ecplusproject.uma.es/

A lo largo del presente trabajo se proporcionará una visión detallada del estado actual en el campo de la ISSPP, analizando trabajos de investigación y estudios actuales, seguido en el capítulo tres por un análisis de los aspectos más importantes de la traducción y la interpretación en el contexto sanitario, tales como la tipología de texto y las modalidades de interpretación, entre otros. A continuación, en el capítulo cuatro se enumeran las cuestiones más importantes que se deben tener en cuenta a la hora de formar a futuros intérpretes en este campo, cuestiones apoyadas con fragmentos extraídos de un corpus de grabaciones reales entre el usuario, el intérprete y el proveedor del servicio público. El corpus utilizado forma parte de los estudios doctorales "El reto de una interpretación comunitaria de calidad: buceo en las necesidades formativas y análisis crítico de un corpus de interacción oral en el contexto biosanitario y de servicios sociales español" (Parrilla Gómez, 2014), un trabajo de investigación en el que se recopilaron grabaciones reales en interpretaciones cara a cara ocurridas en un centro hospitalario.[4]

---

4 Para la recogida de datos se estableció el protocolo ordinario de una investigación de campo. Todas las grabaciones fueron realizadas con permiso de los pacientes, centro hospitalario, y personal del mismo.

2. ESTADO DE LA CUESTIÓN

La investigación en ISSPP es relativamente reciente, experimentó un gran impulso en los años 90, pues hasta entonces, hablar de interpretación se asociaba con la interpretación de conferencias (Martin, 2003, pág. 431) (Pöchhacker, 1999, pág. 128). Además, este tipo de interpretación siempre ha ocupado un lugar marginal tanto en la formación como en los programas de perfeccionamiento (Klimkiewicz, 2005) a pesar de haber existido desde el inicio de las civilizaciones.

Actualmente existen diversos temas de interés dentro de la investigación en este contexto, como la utilización de nuevas tecnologías, nuevos contextos de interpretación (juzgados, hospitales), nuevos países emergentes como China que muestran un gran interés por esta modalidad, y una investigación conjunta en la que aúnan sus fuerzas la interpretación hablada como la de lenguaje de signos para conseguir ese reconocimiento del que ha gozado la investigación en interpretación de conferencias (Liu, 2011, pág. 107).

Según Corsellis (2008, pág. 12), los factores que afectan al desarrollo de la ISSPP en ciertos países son:

- Los SSPP: no le otorgan la importancia que merece a la comunicación y tienden a utilizar amigos, familiares, incluso niños. Si el problema persiste llaman a alguien de la comunidad, pero sin destrezas interpretativas.
- Los gobiernos: destinan poco dinero a los SSPP y la interpretación es uno de ellos, además de que los usuarios que necesitan intérpretes no suelen contar con muchos recursos económicos, por eso no pueden ellos mismos costearse un intérprete.
- Los intérpretes y traductores: estos profesionales carecen de incentivos para participar en cursos de especialización debido a la falta de expectativas de mejora en el plano profesional y a las remuneraciones bajas que perciben, a lo que se le añade la no remuneración por formar parte de investigaciones en este campo.

Esta falta de reconocimiento viene provocada por un lado por las instituciones, los proveedores y los profesionales sanitarios, ya que muchos de ellos no consideran necesaria la presencia de un intérprete o, a veces, ven modificado su propio papel debido a la presencia del mismo (Métraux & Alvir, 1995, pág. 23). Igualmente, el propio paciente y los familiares que creen que el uso de un amigo o de un familiar es suficiente para hacerse entender y, por último, porque hasta hace poco la interpretación en este contexto ha estado asociada a voluntarios y no a profesionales. Por eso, mientras esta situación no cambie, será difícil cambiar el estatus de la profesión y que el intérprete sea apreciado y considerado como profesional (Martin, 2000, pág. 212), además de disminuir las opciones de empleo para los recién licenciados de los cuáles un porcentaje muy bajo obtiene un trabajo en el campo de la interpretación (14,3 % según datos del *Libro blanco* de la ANECA[5]).

Existe una aparente ventaja al utilizar familiares y amigos como intérpretes porque estos conocen mejor al paciente, sus problemas y su presencia quizás le proporcione más seguridad al usuario, sin embargo, pueden añadir sus propias ideas según palabras de Phelan y Parkman (1995, pág. 555), "coloreando" la traducción que proporcionen al personal sanitario. Es decir, podrían ofrecer una visión particular o subjetiva del problema que están relatando.

También se da el caso de pacientes que han sufrido ansiedad y agobio al pensar que el miembro de su familia que había estado interpretando hasta ahora no lo va a hacer más porque el servicio público ha contratado a un intérprete profesional (Bennett & Westfall, 2003, pág. 225). Y la falta de conocimiento institucional puede dar lugar a lo que Wadensjö denomina como *discrepant discoursal paths* (1992, pág. 224), pudiendo surgir modificaciones entre el mensaje que emite el profesional sanitario y la traducción que proporciona el familiar.

Esta situación en ocasiones la han propiciado los mismos profesionales que han preferido ser ellos mismos o utilizar familiares por la falta de confianza en los conocimientos de terminología médica del intérprete, que puede no haber recibido una formación en interpretación médica adecuada, o por la disponibilidad del mismo, en las grandes ciudades el desplazamiento del intérprete hacia los centros hospitalarios o de salud lleva mucho tiempo. Incluso en Estados Unidos, país donde existe una comunidad importante de población hispanohablante, se ha confirmado en un estudio (Burbano O'Leary, Federico, & Hampers, 2003, pág. 571) que todavía existen médicos que prefieren recurrir a colegas que hablen el español, destinando estos profesionales bilingües hasta 2 o 3 horas a la semana a labores de interpretación y que muchos centros están pensando en facilitar la incorporación a su plantilla de residentes hispanos que hablen el idioma y conozcan la cultura (Burbano O'Leary, Federico, & Hampers, 2003, pág. 572).

---

5   Libro blanco Título de Grado en Traducción e Interpretación (Agencia Nacional de Evaluación de la Calidad y Acreditación): http://www.aneca.es/var/media/150288/libroblanco_traduc_def.pdf

Las necesidades de ISSPP pueden variar según la época o el país. Algunos países como Estados Unidos cuentan con una gran tradición de inmigración hispanohablante, por lo que sus necesidades en este contexto y en este idioma son mayores que, por ejemplo, en un país latinoamericano donde la inmigración de personas de habla no hispana es mucho menor.

En Reino Unido, el denominado *Crown Prosecution Service* tiene publicado un acuerdo sobre la provisión de intérpretes en investigaciones y procedimientos dentro del sistema judicial criminal. Con este acuerdo se pretende proporcionar un procedimiento estándar para organizar el uso de intérpretes en Inglaterra y Gales, enfatizando la necesidad de comprobar la competencia del intérprete exigiendo, por ejemplo, que esté registrado en el Registro Nacional de Intérpretes de los Servicios Públicos (NRPSI)[6].

En Europa, donde generalmente se han organizado congresos sobre interpretación social, sigue existiendo un interés manifiesto, así por ejemplo, en 2013 se celebró *InDiialog Conference: Mapping the Field of Community Interpreting*[7], celebrándose el próximo año (2019) una nueva edición del mismo. Este evento, destinado a representantes gubernamentales, proveedores de servicios, usuarios, investigadores, formadores, mediadores e intérpretes pretende convertirse en un foro para intercambiar logros conseguidos y compartir buenas prácticas.

2.1. Situación actual de la investigación en la traducción e interpretación en el contexto hospitalario

Actualmente, el campo de la interpretación médica está adquiriendo un lugar más significativo en la investigación en el entorno de los estudios de Traducción e Interpretación. Asociaciones internacionales, nacionales, grupos de investigación y universidades están impulsando la actividad dentro del campo médico organizando congresos, jornadas y realizando investigaciones. La realidad es que tanto servicios públicos como formadores están mostrando su interés por asentar su trabajo en estudios basados en la evidencia (Nicodemus & Swabey, 2011, pág. 1) y también los investigadores quieren formar a estudiantes con artículos en los que desarrollan los aspectos que tienen que considerar para iniciar una investigación en el campo de la interpretación de los servicios públicos como, por ejemplo, el de Russell (2011) en el que detalla cómo buscar información, cómo recoger datos, qué es una hipótesis o cómo conseguir permisos.

---

6 http://www.nrpsi.org.uk/
7 https://indialog-conference.com/

Adolfo Gentile, Uldis Ozolonis y Mary Vasilakakos fueron los creadores de *Liaison Interpreting: A Handbook* (1996). Este manual fue el pionero en establecer una serie de principios y reglas sobre la modalidad de interpretación de enlace, comúnmente utilizada en ISSPP. También es muy representativa la figura de Cecilia Wadensjö y su libro *Interpreting as Interaction* (1998), donde la autora explora distintas funciones del intérprete y del resto de participantes involucrados en la conversación. Franz Pöchhacker publicó el volumen *Introducing Interpreting Studies* en 2004, que se convirtió en una obra de referencia para docentes, investigadores y estudiantes de interpretación, ya que cubre distintas modalidades de interpretación en distintos contextos. En el contexto de salud mental, Hanneke Bot ha sido la pionera en la investigación explorando el papel del intérprete y su mediación en este tipo de contextos. Bischoff, Henley y Kurth (2012) se han centrado en la evaluación de la calidad de las interpretaciones en el contexto sanitario, la opinión tanto de usuarios como de los mismos intérpretes de su propio trabajo, evaluando las necesidades que se desprenden de este contexto. Rudvin y Tomassini (2011) son las autoras de un manual de docencia para la interpretación en la comunidad y en el lugar de trabajo en el que exploran aspectos teóricos, el impacto de la comunicación intercultural, aspectos éticos, información sobre los servicios legales, sanitarios, métodos de formación y estructuración de un curso de interpretación. También existen trabajos en los que se combina la formación en traducción e interpretación y los aspectos culturales y la mediación, como el trabajo de Hubscher-Davidson y Borodo (2012) o la producción científica de Valero Garcés (2003) (2008).

Prosiguiendo con los trabajos europeos en los que se ha utilizado un corpus de grabaciones reales, es necesario mencionar a Bernd Meyer y su corpus denominado *Interpreting in Hospitals* (2004). Igual de relevante es el trabajo de Nicodemus y Swabey (2011) *Advances in Interpreting Research*, que, aunque ambas autoras cuentan con experiencia en el campo de la interpretación de signos, acogen en su volumen colectivo aportaciones valiosas como las de Peterson, Napier, Metzger, Moser-Mercer o Pöchhacker, relatando la importancia de la investigación y la publicación de resultados en el campo de la interpretación. Es necesario también mencionar en el panorama internacional a Claudia V. Angelelli y su libro *Medical Interpreting and Crosscultural Communication* (2004). Su corpus recoge más de 300 consultas entre personal sanitario y pacientes de habla hispana que utilizan la figura del intérprete para comunicarse, confirmando que dicha figura del intérprete no es invisible.

Por otro lado, algunas investigaciones tratan aspectos más específicos dentro del contexto sanitario, como, por ejemplo, la investigación de Major y Napier (2012), aportan nociones como la importancia del concepto de "exactitud" en conversaciones entre profesionales sanitarios y pacientes con barreras lingüísticas y las estrategias que usa el intérprete cuando expande o reduce sus intervenciones. Destacar también el trabajo de Lavado Puyol y Postigo Pinazo (2018) que constituye un ejemplo más de cómo la terminología es de vital importancia para el intérprete en el contexto biosanitario. Dentro esta esfera, la atención al paciente discapacitado ha sido recientemente una parcela de interés gracias a trabajos como los de Postigo Pinazo y Parrilla Gómez (2017), Vermeiren (2018), y Postigo Pinazo y Calleja Reina (2017). Por último, los estudios que se centran en la opinión del personal sanitario (Moreno, 2015), tan importantes para poder identificar los obstáculos a los que se enfrente el proveedor sanitario a la hora de trabajar con intérpretes.

En nuestro país también existe un interés por la comunicación en el mundo sanitario, sobre todo en regiones como la andaluza donde, además, se combina con el factor del turismo. Prueba de ello es el volumen de Almahano Güeto y Postigo Pinazo (2013), donde se recogen las aportaciones de profesionales sanitarios y profesionales del mundo de la traducción y la interpretación explorando temas como la investigación, la acreditación y la formación desde un punto de vista multidisciplinar.

En la Costa del Sol, destacamos la fundación *Malaga Health*[8], que agrupa diversos hospitales y clínicas privadas de la zona, junto con agencias especializadas en viajes de negocios y congresos, o *Gran Canaria Medical*[9] que se encarga de gestionar, no solo la atención sanitaria, sino también los vuelos y el alojamiento (Pérez-Luzardo Díaz & Fernández Pérez, 2018, pág. 68). En la Comunidad Valenciana, el auge de las clínicas reproductivas está propiciando la contratación de personal bilingüe, no siendo necesario ser intérprete profesional, pues estas personas se dedican a realizar labores también de asistencia y acompañamiento (Ortega-Herráez & Blasco-Mayor, 2018, pág. 193).

Esta gran afluencia y auge de operadores de turismo sanitario influye en la contratación de intérpretes para ciertas especialidades. Y, por nuestra parte, cada vez más se requieren intérpretes y materiales traducidos en estos idiomas para las especialidades arriba mencionadas. Ya que somos conscientes de que estos departamentos hospitalarios reciben gran cantidad de extranjeros para hacer uso de este turismo sanitario, los intérpretes deberían contar también con glosarios y materiales específicos para este tipo de procedimientos y enfermedades, y

---

8   http://www.malagahealth.com/
9   http://www.grancanariamedical.com/es/inicio

así evitar problemas futuros en terminología, expresiones o malinterpretaciones de contenido.

La inmigración supone también un buen número considerable nuestro país, algunos de forma ilegal (de los cuáles no contamos con datos oficiales) que acuden en busca de ayuda a Organizaciones No Gubernamentales o asociaciones para minorías, y otros que tienen tarjeta de residencia, trabajan en nuestro país, escolarizan a sus hijos y, por lo tanto, acceden a los SSPP como cualquier otro ciudadano español.

En el caso concreto de España podemos afirmar que existe un buen número de iniciativas que desde el ámbito académico realizan una labor indispensable. Entre ellas debemos destacar:

- El grupo FITISPO[10]: este grupo perteneciente a la Universidad de Alcalá de Henares es, sin duda, el mayor exponente de la investigación en ISSPP. El grupo empezó a tomar parte en seminarios, congresos, foros, empezó a concienciar al personal sanitario, se creó en el año 2000 un Máster Oficial en Comunicación Intercultural, Interpretación y Traducción en los Servicios Públicos. Además de la creación de estos materiales, organizan una serie de cursos, programas oficiales para formar intérpretes y también organizan junto otras asociaciones jornadas y congresos.
- Grupo GRETI[11]: este grupo de investigación perteneciente a la Universidad de Granada nació en el 2001 y según afirman sus integrantes: "con la intención de potenciar los Estudios de Interpretación en nuestro país". Sus objetivos principales son los de fomentar la investigación en interpretación de conferencias, ISSPP, nuevas tecnologías en la formación de intérpretes e interpretación de signos.
- Grupo CRIT (Comunicación y Relaciones Interculturales y Transculturales)[12]: perteneciente a la Universidad Jaume I y creado en 1998. Sus líneas de actuación se basan en la mediación intercultural e interpretación en el ámbito sanitario y las interacciones comunicativas interculturales.
- Red COMUNICA[13]: esta red está formada por los grupos de investigación de diversas universidades españolas. Su objetivo principal es "convertirse en un Observatorio Permanente de la Comunicación entre lenguas y culturas

---

10 http://www3.uah.es/traduccion/traduccion/descripcion.html
11 http://wpd.ugr.es/~greti/
12 https://aulaintercultural.org/2005/11/25/crit-comunicacion-y-relaciones-interculturales-y-transculturales/
13 http://red-comunica.blogspot.com/

en nuestro país" (Foulquié-Rubio, Vargas-Urpi, & Fernández Pérez, 2018) en el contexto de la traducción e interpretación en los servicios públicos. Esta red constituye un punto de encuentro para profesionales de la interpretación, docentes y estudiantes en el que se puede obtener información sobre las últimas novedades en este campo, enlaces a diversos blogs e información sobre cursos y seminarios.

- Grupo Alfaqueque[14]: grupo de investigación creado en 2008 y compuesto por investigadores de cuatro países (España, Alemania, Chile e Italia), que nació con el objetivo de "analizar las dificultades de comunicación entre lenguas y culturas en las sociedades actuales". Investigan y analizan las demandas sociales de mediadores e intérpretes en distintos lugares y contextos históricos. Dentro del grupo se han desarrollado materiales para la formación de intérpretes en el campo de los SSPP en el que han colaborado ONGs, mediadores e intérpretes (Alonso & Baigorri, 2008, pág. 9).
- Grupo MIRAS[15]: grupo de investigación del Departamento de Traducción e Interpretación de la Universidad Autónoma de Barcelona creado en 2009. Su principal objetivo es la investigación y la formación en mediación e interpretación en el ámbito social, describiendo la situación en el contexto catalán, definiendo cómo debería ser la formación en este ámbito y creando vínculos con las partes implicadas. Está formado por profesores, intérpretes, mediadores y profesionales, todos ellos realizan su actividad en el ámbito de la traducción y la interpretación.

Fuera del ámbito académico, describir también la labor realizada por hospitales y gobiernos regionales. En la Comunidad de Madrid destacamos por ejemplo la *Guía de traducción para extranjeros con trastornos de la coagulación* que creó el servicio de hematología del Hospital Universitario La Paz, o diferentes proyectos como Salud Entre Culturas[16], InterMed (Ilie, 2014), o el Servicio de Mediación en la Comunidad de Madrid (SEMSI) (Valero Garcés & Monzón, 2018, pág. 121). Siguiendo también en la esfera de mediación contamos con el Plan director de inmigración en el ámbito de la salud, llegando a formar a mediadores culturales que pueden trabajar en centros hospitalarios (Ugarte Ballester & Vargas Urpi, 2018, pág. 50).

Por otra parte, el Gobierno de Castilla La Mancha ha incorporado en algunos hospitales dependientes del Servicio de Salud de esta región mediadores

---

14 http://campus.usal.es/~alfaqueque/itziar.html
15 http://grupsderecerca.uab.cat/miras/es
16 http://www.saludentreculturas.es/

sociosanitarios para ayudar al inmigrante en su acceso a la sanidad de esta comunidad. Estos mediadores se encargarán de acompañar al paciente, ayudarle en cualquier trámite, realizar traducciones y asistir en conflictos que puedan surgir por la barrera lingüística y transmitir sus creencias y costumbres al personal sanitario.

En Galicia, una aplicación de móvil permite la atención sanitaria a mujeres embarazadas marroquíes. Esta iniciativa ha sido desarrollada por la ONG Mestura[17] y financiada por la Secretaría General de Igualdad, y lleva por nombre *Nais do Mundo*. Una de las medidas más difundidas es el uso de voluntarios de ONG o, incluso, el uso de programas como UptoDate (Del Pozo Triviño & Fernandes del Pozo, 2018, pág. 111).

El proyecto *Speak Out for Support*[18] tuvo una duración de dos años (finalizando en 2014). Financiado por la Dirección de Justicia de la Comisión Europea y las instituciones socias, se centró en la formación de intérpretes dentro de situaciones con víctimas extranjeras de violencia de género. En el proyecto estuvieron involucradas diversas universidades españolas, así como juezas, fiscales y otras organizaciones de ayuda a la mujer.

El Área de Gestión Sanitaria del Campo de Gibraltar puso a disposición del Hospital de la Línea de la Concepción y del Hospital Punta de Europa de Algeciras el software *Universal Doctor Speaker*® que permite al personal sanitario comunicarse, tanto de forma oral como escrita, con pacientes de habla no española, en siete idiomas diferentes y de forma instantánea. En este proyecto ha participado la Unidad de Atención al Inmigrante del Campo de Gibraltar (UATIM) y así se espera mejorar la comunicación entre profesionales y usuarios.

Un grupo de matronas de Cádiz y Ceuta crearon un pictograma con sencillos dibujos para facilitar la asistencia al parto (editado en árabe, inglés y francés), debido al gran número de partos de mujeres extranjeras en esa zona, sobre todo procedentes del norte de África.

La Consejería de Salud de la Junta de Andalucía tiene implantado un sistema de teleinterpretación llamado Salud Responde, en el que se puede obtener interpretaciones en 46 idiomas. De estos 46 idiomas, 11 (árabe, alemán, búlgaro, chino, eslovaco, francés, inglés, polaco, portugués, rumano y ruso) funcionan las 24 horas del día, los 365 días del año.

En el Hospital Carlos Haya de Málaga tienen implantado el sistema de Ventanillas Europeas de Información Sanitaria (VEIS). Se trata de un sistema

---

17 http://www.ongmestura.es/wp-content/uploads/2017/02/memoria2016_mestura.pdf
18 http://aneti.es/sos-vics-speak-out-for-support/

multilingüe que proporciona atención e información sanitaria mediante pantallas de información general, kioscos de información, teléfonos de atención y traducción, y mostradores de atención al público.

Y, por último, destacar la aplicación TRADASSAN, creada por el Servicio Canario de Salud, una aplicación que nació para solventar las carencias comunicativas con pacientes con dificultades en el habla. Actualmente está disponible en diferentes idiomas, haciendo posible que incluso pacientes del mismo idioma puedan comunicarse. Gratuita, es posible su uso offline y, además, cuenta con un grupo de profesionales sanitarios y lingüistas que han trabajado conjuntamente para crearla (Postigo Pinazo & Parrilla Gómez, 2017, pág. 122).

En general, muchas de las Consejerías de Salud de nuestro país cuentan con el apoyo de empresas externas que prestan los servicios de interpretación cara a cara y de teleinterpretación. Sin embargo, no todas las licitaciones han conseguido mostrar unos niveles óptimos de calidad aceptables, además de presentar unas condiciones laborales muy desfavorables para el intérprete (Calvo & Vigier Moreno, 2018, pág. 15). En algunos casos, las propuestas económicas de estas empresas han sido tan alarmantes que asociaciones profesionales de traductores e intérpretes han tenido que emitir un comunicado denunciando la situación precaria de estos contratos (Del Pozo Triviño & Fernandes del Pozo, 2018, pág. 106).

Aun así, estas iniciativas se organizan de "abajo a arriba" (O'Rourke y Castillo, 2009) a nivel de centros o de comunidades autónomas, pero sin una coordinación entre organismos y aunque en España a finales de los 70, cuando las otras lenguas cooficiales empezaron a gozar de mayor prestigio, empezaron a surgir actuaciones específicas que reconocían la diversidad lingüística del país, la descentralización existente de los servicios que recaen en las comunidades autónomas produce una falta de unificación en políticas lingüísticas. No obstante, en aquellas regiones en las que se habla una de las lenguas cooficiales, se tiende a revitalizar el uso del mismo en los SSPP (O'Rourke & Castillo, 2009, pág. 41).

Hay que tener en cuenta que el nuevo escenario de la atención médica en nuestro país precisará de la figura del intérprete para poder comunicarse con profesionales de otros países o pacientes que requieren la ayuda de un médico que se encuentra en otra parte del mundo. Un ejemplo de estos avances es lo que se denomina "telemedicina" o "telemédica", asistencia médica remota que utiliza las nuevas tecnologías para que médicos de un país ayuden en procedimientos que se están realizando en otro. En este sentido, el hospital Vall d'Hebron de Barcelona ha sido el primero en probar un robot que permitirá presenciar operaciones quirúrgicas realizadas en Estados Unidos o que podrá dar la posibilidad a médicos argentinos de presenciar procedimientos realizados en este hospital.

En el futuro, y gracias a la telemédica, se podrá asistir a pacientes en lugares remotos, pero las barreras lingüísticas pueden seguir siendo un problema y entonces habrá que plantearse la necesidad de que la teleinterpretación (que ya se utiliza en muchos centros) vaya de la mano con esta nueva práctica de la medicina.

En general, los tres grandes bloques donde podríamos clasificar la investigación realizada en el campo de la ISSPP son:

- **Tipologías textuales y comunicación especializada:** dentro de esta tipología, destacar el trabajo de Darias (2006) que se centró en explicar los distintos tipos de situación comunicativa y didáctica presentes en la práctica interpretativa. Observó un corpus de situaciones de interpretación y lo comparó con las tipologías que había considerado previamente para poder crear una propuesta tipológica de situaciones comunicativas para la interpretación; Ruíz Rosendo (2006) se centra en la tipología de la comunicación médica y realiza un recorrido por la bibliografía existente relacionada con la interpretación especializada, en concreto en el ámbito médico, para poder delimitar la información en diferentes aspectos que influyen en este tipo de interpretación.
- **La calidad en la interpretación:** aunque se han realizado una gran cantidad de trabajos sobre calidad en interpretación simultánea y de conferencias, o incluso en el campo de la interpretación para la televisión (Kurz, 1990), poco se ha hecho en el contexto social. Se han realizado distintos estudios con distintas aproximaciones metodológicas, desde cuestionarios destinados a intérpretes, usuarios, compañeros para conocer sus expectativas sobre la interpretación (Bühler, 1986); (Mesa, 1997); (Pöchkacker, 2000); (Moser, 1995); (Zwischenberger, 2011), hasta cuestionarios basados en casos específicos y complejos (Gile, 1990); (Vuorikoski, 2004). En nuestro país existen trabajos importantes referentes al tema de la calidad. Por ejemplo, el grupo ECIS de la Universidad de Granada es un referente del trabajo y dedicación a la calidad de la interpretación. Dicho grupo, liderado por Collados Aís, parte de los estudios de esta autora (Collados Aís, 1996) que realizó su tesis doctoral sobre la evaluación de la calidad de la interpretación por parte de los receptores, pero tomando como referencia la entonación monótona del intérprete y la transmisión correcta del sentido del mensaje original. Este grupo también ha contribuido con una serie de publicaciones, como el *Manual de interpretación bilateral* (Collados Aís & Fernández Sánchez, 2001), libro y DVD interactivo para el autoaprendizaje de la interpretación bilateral (inglés, francés, alemán) (2013), y la última, los dos volúmenes editados por Barranco-Droege, Pradas-Macías y García Becerra *Quality in interpreting: widening the scope* (2013)

que recoge un buen número de contribuciones de autores de referencia, dedicadas a la calidad de la interpretación; Emma Soler y su tesis doctoral (2006) sobre la calidad en formación especializada en interpretación con la que la autora ha querido identificar los criterios y categorías que los docentes utilizan en la evaluación final de la formación en interpretación y aclarar los criterios que se emplean a la hora de evaluar los estudios sobre calidad en la práctica profesional de la interpretación.

- **Situación actual de la interpretación en los Servicios Públicos**: sin lugar a duda, la investigación de María Isabel Abril Martí (2006) constituye una referencia indispensable en el ámbito de la ISSPP. En este trabajo se ha plasmado la contextualización de la interpretación en este contexto para su futura profesionalización. Los objetivos principales de su estudio se centraron en comparar la evolución y estado actual de esta disciplina en distintos países para justificar los distintos factores históricos, sociopolíticos y culturales que pueden influenciar en el desarrollo de la ISSPP para convertirse en profesión y analizar las distintas tendencias a la hora de formar futuros intérpretes en este campo; Vargas Urpi (2012) en su investigación sobre la mediación e ISSPP en la comunidad china en Cataluña ha realizado un repaso teórico sobre la situación y la investigación de esta disciplina en España, en Cataluña y en China. La autora realizó entrevistas a intérpretes y mediadores del colectivo chino y a representantes de entidades que trabajan con los mismos; Lázaro Gutiérrez (2010) centró su trabajo en el contexto sanitario y reflejó las diferencias producidas en entrevistas entre personal sanitario español y paciente extranjero con intérprete y sin la figura de éste, en concreto, diferencias en el aumento de la asimetría a nivel léxico y participativo. Para finalizar, la obra de Foulquié-Rubio, Vargas Urpi, y Fernández Pérez (2018) recoge una exhaustiva descripción del panorama actual de la ISSPP.

2.2. Recursos electrónicos y nuevas tecnologías para la traducción e interpretación en el contexto hospitalario

La formación de intérpretes no ha contado con un uso exhaustivo de recursos electrónicos que sí se ha iniciado en la actualidad. En las distintas facultades y universidades se han incorporado en las distintas asignaturas encargos de traducción mediante los cuales los estudiantes tienen que experimentar la situación real a la que se enfrenta un traductor cuando recibe dicho encargo en su trayectoria profesional: plazos de entrega, trabajo en equipo (traductor, terminólogo y jefe de proyectos) y facturación. Mientras que en estas asignaturas estas actividades se han convertido en elemento indispensable, en el campo de la formación de intérpretes, y sobre todo en el campo de la ISSPP, el acercamiento a la realidad profesional se ha descuidado.

Debido a la naturaleza de la actividad interpretativa y a la importancia del lenguaje oral, estas nuevas tecnologías y recursos han tenido que incorporar grabaciones de voz e imagen. Así, los estudiantes pueden trabajar con distintos acentos, entonaciones, modos de exposición, velocidad de habla, pausas, gestos, silencios, etc. Es necesario destacar también el uso de estas nuevas tecnologías para las fases de preparación del estudiante.

2.2.1. Internet

Internet se ha convertido en una fuente de gran utilidad para el intérprete, no solo por la posibilidad de documentación, sino también por la existencia de distintos portales de ayuda, tanto para la formación de futuros intérpretes como para la búsqueda de recursos para trabajos de interpretación. También se está constituyendo como un punto de encuentro para profesionales de la interpretación, existiendo foros y portales en los que se puede acceder a información sobre los últimos congresos sobre este campo o las últimas novedades en publicaciones en el ámbito de la interpretación. A continuación, mencionamos algunos de estos portales, entre otros:

- Portal de la Unión Europea[19]: portal desde el que se pueden acceder a las distintas actividades de la misma, por temas, y a documentos de las instituciones en distintos idiomas.
- Interpreting Training Resources[20]: un portal dedicado principalmente a estudiantes de interpretación en el que se pueden encontrar ejercicios para practicar distintas modalidades de interpretación, toma de notas y diverso material publicado sobre la labor interpretativa.
- MedlinePlus[21]: proporciona unos tutoriales interactivos sobre distintas enfermedades para conocer síntomas, diagnósticos y tratamiento. Los tutoriales incluyen gráficos, audio y, además, están escritos en un lenguaje fácil de entender.

---

19 https://europa.eu/european-union/index_es
20 http://interpreters.free.fr
21 https://medlineplus.gov/videosandcooltools.html

- La página oficial de Critical Link[22] también ofrece un apartado de recursos con artículos publicados, glosarios y guías de actuación en el contexto de los servicios públicos.
- La Glosateca[23]: plataforma de glosarios que engloba distintas especialidades, entre ellas la médica. Cuando no existen glosarios sobre algún tema deseado, la plataforma proporciona enlaces a otros glosarios externos. Se trata de un trabajo colaborativo en el que han participado socios de ASETRAD, miembros de listas de distribución como Translist y Traducción, del Cuaderno de Bitácora, y centros de terminología de gran prestigio y diversas universidades.
- EthnoMed[24]: este recurso se trata de una base de datos electrónica interactiva que han creado en el *Harborview Medical Center* bajo el programa *Community House Calls*. Es una herramienta clínica que contiene información médica, cultural y comunitaria sobre grupos de refugiados y otros inmigrantes de habla no inglesa que viven en la zona de Seattle. Si el proveedor necesita, por ejemplo, atender a un paciente camboyano que padece asma, antes de la visita puede acceder a EthnoMed y consultar información sobre el concepto del asma, aspectos culturales que rodeen esta enfermedad y también se pueden descargar materiales de información (algunos en el idioma del paciente) para poder proporcionárselos al usuario.
- Algunas universidades han creado también sus propios glosarios especializados, este es el caso del Glosario de Hematología y Enfermedades de sangre[25] por *The University of Chicago Medicine* o asociaciones especializadas para un grupo de personas específicas, como el *Glossary of Aged Care Terminology*[26], que contiene 1000 términos traducidos a 19 idiomas, destinado a ayudar en la creación de traducciones que proporcionen información coherente y de calidad sobre el cuidado de los mayores.

El uso de corpus también se está extendiendo, sobre todo en la esfera de la extracción terminológica, mayormente para campos muy especializados de la medicina, como, por ejemplo, la disfasia (Arce Romeral & Seghiri, 2018).

---

22 https://criticallink.org/resource-centre/
23 http://www.ritap.es/glosateca/
24 https://ethnomed.org/
25 http://healthlibrary.uchospitals.edu/Spanish/DiseasesConditions/Pediatric/Blood/
26 https://www.juniper.org.au/getting-started/glossary

2.2.2. Software y aplicaciones para móviles

Aunque en los últimos años se han producido mejoras significativas en los recursos con el uso de pistas digitales, todavía existen carencias en la formación de intérpretes, sobre todo en el canal visual de la interpretación, siendo necesario introducir en las clases de interpretación un contexto lo más parecido al mundo real, es decir, un modo en el que se incluyan tres canales: el auditivo, visual y oral (Lim, 2013, pág. 72). El docente tiene que aprovechar las destrezas digitales que las nuevas generaciones de estudiantes poseen y explotarlas para propósitos pedagógicos (Şahin, 2013, pág. 92). En palabras de Bowker y Corpas Pastor (2015), la tecnología hoy en día en el contexto de la traducción es una necesidad para poder hacer frente a las demandas del mercado, pero en la interpretación, sobre todo en el contexto hospitalario, esta necesidad no parece ser tan urgente para los intérpretes, donde se siguen utilizando notas a papel y glosarios online. Además, la existencia de herramientas que ayudan en la extracción terminológica presenta un amplio abanico de posibilidades, desde las aplicaciones para móviles hasta las herramientas online como LookUp5, Intragloss4, InterpretBank8, entre otros (Corpas Pastor, 2018).

La formación de intérpretes está ligada a las nuevas tecnologías y ya desde los años 80 se recomendaba el uso de cintas de video con oradores de distintos acentos (Schweda Nicholson, 1985) ; (Seleskovitch & Lederer, 1989) obtenidas de situaciones reales. Sin embargo, cada vez es más difícil conseguir este tipo de material debido a cuestiones relacionadas con los derechos de autor o a la desconfianza producida por organismos que son reacios a facilitar grabaciones de vídeo porque pudieran violarse los derechos del usuario, sobre todo en el contexto sanitario y legal. No obstante, existen otros recursos muy útiles como los discursos compilados en Ted.com[27], que ofrecen igualmente las trascripciones de dichos discursos en inglés y las traducciones en muchos más idiomas, entre ellos el español.

El uso de entornos virtuales ofrece también la posibilidad de crear campus y clases en línea pudiendo diseñar actividades que engloben distintos tipos de interpretación, vídeos en 3D, acceso a powerpoints, posibilidad de enmudecer los ruidos de fondo para ayudar al estudiante y, sobre todo, acceso a la enseñanza por parte de intérpretes profesionales (Sahin, 2013, pág. 101).

Para propósitos de examen, se pueden crear cabinas en las que los candidatos acceden a cada una de sus cabinas y escuchan el material de examen, pero

---

27 https://www.ted.com/

no pueden escuchar interferencias de otros estudiantes. El examinador puede entrar en cualquier cabina en cualquier momento y la producción de los alumnos se graba automáticamente. Los alumnos de esta forma podían examinarse desde sus casas. No solo se puede evaluar la interpretación consecutiva o simultánea, también la traducción a la vista podría practicarse, pues el docente tiene la opción de proyectar en la pizarra virtual el texto que tienen que traducir.

En los últimos años se está extendiendo el uso de programas como *Garageband* y *Audacity* para la docencia de interpretación. Se trata de herramientas para grabar voz, editar pistas de audio y añadir sonidos; se pueden descargar de forma gratuita y el alumno puede utilizarlas fuera del aula para practicar la destreza interpretativa. Los docentes también pueden utilizarlas para editar pistas de audio que hayan obtenido de Internet, e incluso existen foros de discusión para utilizarlas en la docencia de la interpretación.

2.3. Formación de futuros traductores e intérpretes

La profesión del intérprete, especialmente el de enlace, que data según Fernández Sánchez (2011, pág. 5) desde el inicio de las primeras civilizaciones: "la historia documentada de la interpretación se remonta al tercer milenio A.C. en la necrópolis que contiene los monumentos funerarios de los príncipes de Elefantina, en las fronteras de Egipto con Sudán", no tiene siempre el reconocimiento como profesión que debe merecer.

Quizás, el hecho de que exista la creencia de que la interpretación comunitaria la realicen familiares o personas que no hayan disfrutado de honorarios, generalmente haya contribuido a que no se haya considerado esta actividad como profesional a diferencia de la interpretación de conferencias. Además, para que determinadas ocupaciones sean consideradas profesiones, estas mismas necesitan adquirir ciertas características: sus miembros deben adherirse a un código ético, necesitan contar con unos fundamentos teóricos, una formación y una práctica.

La profesionalización de la ISSPP requiere un marco ideológico que tenga en cuenta los deseos y aspiraciones de los que están representados y las metas comunicativas de los interlocutores de las minorías y de los interlocutores con menos poder. Este marco debe permitir al intérprete involucrarse de forma proactiva con las diferencias lingüísticas y culturales a medida que vayan surgiendo (Kent, 2007, pág. 2007). Dicha autora apunta que el proceso de profesionalización, siguiendo a Rudvin (2004), no es una tarea inocente, más bien es una lucha de intereses.

Las carencias de profesionalización en el campo de la ISSPP son numerosas y diversos casos de mala praxis aparecen con frecuencia en la prensa. Desde los intérpretes no cualificados que se beneficiaban de su trabajo para comerciar y lucrarse, pasando por el interés lucrativo de las empresas que proporcionan estos servicios en detrimento de la calidad y que hacen que los servicios públicos contraten el servicio más barato para reducir costes, hasta la no utilización de intérpretes que puede dar lugar a serias consecuencias, incluso la muerte[28].

Así lo demuestra un estudio de 2012 (Flores, Abreu, Barone, Bachur, & Lin, 2012) en el que analizaron visitas médicas en dos centros pediátricos de Massachusetts de padres y cuidadores y sus intérpretes de habla española. De los 57 encuentros analizados (20 con intérpretes profesionales, 27 con intérpretes no profesionales y 10 sin intérpretes), identificaron 1884 errores de interpretación de los que el 18 % podían tener consecuencias clínicas. El porcentaje de errores entre los intérpretes profesionales fue significativamente menor (12 %) comparado con los no profesionales (20 %).

En el caso de Holanda, tras 35 años utilizando intérpretes en el sistema sanitario, el Ministerio de Sanidad ha dejado de sufragar estos gastos. El vídeo denominado *Speechless*[29] en el que un hijo interpreta para su padre en diversas ocasiones mediante el recurso de la broma y que termina con la situación en la que el médico tiene que transmitir malas noticias a través del hijo, denuncia esta medida.

Todos estos casos muestran una vez más la inminente necesidad de dotar de un marco profesional a la labor de los intérpretes en los SSPP, para ello es necesario contar con la necesaria acreditación y con una formación específica en este campo. Aunque La Ley Orgánica 5/2015 ha introducido en la Ley de Enjuiciamiento Criminal "el derecho a la traducción e interpretación", no se establece la necesidad de crear un registro oficial de traductores e intérpretes judiciales. En el contexto sanitario, avances al respecto no se han producido.

2.3.1. Formación y acreditación

En el ámbito de la interpretación de conferencias, está mucho más claro el tipo de formación que se requiere del profesional, siendo ésta más regulada y mejor definida. Sin embargo, en la ISSPP no ocurre así, debido en parte a la falta de

---

28 https://www.lamarea.com/2014/01/28/la-audiencia-reabre-el-caso-por-la-muerte-de-samba-martine-en-el-cie/
29 https://www.youtube.com/watch?v=Yi90RMo-QkY

compromiso por parte de las autoridades en insistir en el nivel de competencias necesarias en el contexto de los SSPP (Corsellis, 2008, pág. 53).

Corsellis apunta que, aunque ya se están creando algunas iniciativas, todavía existe una necesidad de contar con enseñanzas especializadas a nivel universitario que abarquen ciertos idiomas y que combinen la formación con aspectos culturales, temas de literatura, civilización, etc. de las lenguas de trabajo (Corsellis, 2008, pág. 53). Esta falta de opciones hace que tengan muy buena acogida los cursos de corta duración, a media jornada, a los que asisten hablantes de dos idiomas que quieren iniciar una profesión como intérpretes en los SSPP. En Reino Unido, estos cursos han ido adquiriendo gran protagonismo sobre todo para mujeres de lenguas minoritarias que quieren combinar la profesión de intérprete con su vida familiar.

El problema de evaluar la formación existente en este contexto es la falta de unificación de criterios por parte de organizadores, escuelas y universidades. Aunque en algunos países existe un diploma o certificado de ISSPP con unas pautas y exámenes específicos como el *Diploma in Public Service Interpreting* el cual ofrece *The Institute of Linguists*[30] en Reino Unido, en otros países la formación carece de una regulación de criterios centralizados en una institución o ni tan siquiera de exámenes conducentes a una acreditación.

Uno de los elementos que se tienen que evaluar es el nivel de los idiomas de ambas lenguas de trabajo. Aunque en una situación ideal el hablante debería ser bilingüe, este grado de bilingüismo puede ser distinto entre varios intérpretes. Hay personas que nacieron en un determinado país y después se mudaron a otro, dominan los dos idiomas, pero su idioma materno, el del país donde nacieron, quizás lo dominan en situaciones familiares (porque lo hablen en casa), en contextos informales; sin embargo, el idioma de su nuevo país, con el que trabajan o estudian, pueden dominarlo en el contexto académico y profesional, existiendo áreas terminológicas que no dominen en alguno de los dos idiomas (Corsellis, 2008, pág. 59).

Corsellis continúa apuntando la necesidad de contar con algún tipo de evaluación formal en algún momento de la formación para comprobar que los candidatos reúnen los requisitos:

- conocimiento del servicio público, el tipo de personal que trabaja allí, qué tareas desempeñan, que pruebas se realizan, etc.,
- fluidez escrita y oral en ambas lenguas, incluyendo los registros y terminología,

---

30 https://www.ciol.org.uk/

- transferir el significado de forma exacta entre idiomas, incluyendo interpretación consecutiva bidireccional, interpretación simultánea susurrada en ambas direcciones y traducción a la vista,
- traducción de textos escritos breves,
- conocimiento del código ético y estrategias de comunicación,
- estrategias para una formación continua de desarrollo profesional.

Pero tampoco podemos olvidar la creciente demanda de idiomas que no suelen formar parte de los planes de estudio de las universidades, como las lenguas de países del este o diferentes dialectos del chino. Es pues necesario observar la realidad en los SSPP para crear programas de formación pero que también abarquen estas lenguas como, por ejemplo, el rumano, uno de los idiomas más hablados en los juzgados de Madrid[31], seguido por el árabe, el chino mandarín, inglés, búlgaro y el wolof (el tercer idioma extracomunitario más solicitado detrás del árabe y el chino mandarín).

En cuestión de formación reglada, es necesario tener en cuenta cuáles son los retos actuales para los encargados de diseñar cursos de ISSPP, que son principalmente la falta de docentes cualificados, la competencia bilingüe y cultural necesaria de los estudiantes, y decidir la metodología y los contenidos que se van a escoger (Hale, 2007, pág. 169). Tampoco debemos olvidarnos de la opinión del alumnado, por ello se necesita ahondar más en las carencias que los futuros intérpretes tienen, e investigaciones como la de Postigo Pinazo (2015) en la que la autora, tras recoger a través de encuestas las opiniones de alumnado de interpretación en diversas universidades españolas e internacionales, mostró la falta de formación en temas como terminología y códigos éticos.

2.3.1.1. *Panorama internacional*

En muchos países, la creación de un máster o postgrado en ISSPP ha ayudado a la profesionalización del intérprete en este contexto, este es el caso del *European Master's in Sign Language interpreting* (EUMASLI)[32], proyecto creado entre diversas universidades europeas. La interpretación en lenguaje de signos tradicionalmente había sido transmitida por medio de un proceso de aculturación, pero gracias a la creación de este programa de formación, con un cuerpo teórico

---

31 https://extraconfidencial.com/noticias/rumano-con-un-30-el-idioma-mas-demandado-en-los-juzgados-de-madrid-en-el-primer-semestre-de-2016/
32 http://www.eumasli.eu/

y práctico, el paso hacia una profesionalización está más cerca (Hessman, Salmi, Turner, & Wurm, 2011, pág. 179).

Las nuevas tecnologías están favoreciendo también la creación de programas de formación a distancia, bastante idóneos para países donde las distancias son importantes. Este es el caso de Noruega, donde pusieron en marcha una formación a distancia a través de Fronter[33]. En esta plataforma existen dos salas, el auditorio, al que todos los alumnos tienen acceso, y la sala de idiomas, al que acceden solo los alumnos de la combinación lingüística de la sala en concreto. En el auditorio aparece un nuevo tema cada semana, el cual se debate la semana siguiente, y después en la sala del idioma en concreto. Los temas suelen ser breves, relacionados con la práctica interpretativa, por ejemplo, la imparcialidad del intérprete (Skaaden & Wattne, 2009).

El Diploma de Interpretación en los Servicios Públicos (DPSI)[34] mencionado anteriormente se trata de una acreditación obtenida por medio de un examen en uno de los tres ámbitos: salud, temas legales y gobierno local. Los intérpretes que desean conseguirlo tienen que aprobar un examen que consta de interpretación simultánea y consecutiva, traducción a la vista y traducción escrita (las tres pruebas desde el inglés y hacia el inglés).

En países como Estados Unidos, la certificación de intérpretes en los SSPP lleva siendo un elemento indispensable dentro de la atención al inmigrante. Son varias las agencias y organizaciones que se encargan de esta acreditación, entre ellas *The Certification Commission for Healthcare Interpreters* (CCHI)[35], una agencia de certificación independiente cuya misión es desarrollar y administrar un programa de certificación reconocido nacionalmente, neutral, válido y creíble para la interpretación sanitaria. Entre los contenidos que evalúan se encuentran aspectos relacionados con el encuentro (mantener estándares éticos, explicar las reglas de confidencialidad, presentarse a las partes según el protocolo), comprender la terminología médica, interactuar con otros profesionales sanitarios (ayudar al profesional sanitario explicándole cómo trabajar con intérpretes, ayudar al paciente cuando sea necesario, interpretar en el proceso de alta del hospital), entre otros.

The National Board of Certification for Medical Interpreters[36] es una organización no gubernamental compuesta por un grupo independiente de

---

33 https://nor.fronter.com/
34 https://www.ciol.org.uk/dpsi
35 http://cchicertification.org/
36 https://www.certifiedmedicalinterpreters.org/

profesionales del sector. Ofrece un programa de certificación para intérpretes del sector médico. En el examen evalúan la producción escrita (conocimiento de terminología médica en inglés, código de conducta, competencia cultural, especialidades médicas, legislación y normativa, estándares de actuación) y competencia oral (destrezas en la modalidad de interpretación consecutiva en ambas lenguas de trabajo, traducción a la vista).

En Australia, pioneros en la acreditación en la profesión, la *National Accreditation Authority for Translators and Interpreters* (NAATI)[37] es el organismo encargado de poner en marcha y controlar los estándares de la profesión en ese país a través de un sistema de acreditación.

La situación en Australia es peculiar, sobre todo en el contexto de petición de asilo político, no solo por el número de casos en los que es necesaria la presencia de un intérprete en estos contextos, sino por la delicadeza de los temas tratados. la confidencialidad de los intérpretes tiene que ser total, incluso cuando el caso se haya cerrado debido a las posibles consecuencias políticas y familiares que puedan surgir (Bourke & Lucadou-Wells, 2009, pág. 2).

En la escuela de traducción en *Glendon College*, Canadá, cuentan con una red de intérpretes en el contexto de la sanidad que van a crear una base de datos de terminología multilingüe médica donde se contará con distintas variedades del idioma tanto con intérpretes como especialistas. Este proyecto está creado bajo el marco del *Healthcare Interpretation Network* (HIN)[38], grupo dedicado a mejorar la formación de intérpretes y a establecer unos estándares para la provisión de interpretación en el contexto sanitario.

Existe también un proyecto conjunto entre los miembros del HIN y los del grupo de investigación de traducción y contacto transcultural (*Research Group for Translation and Transcultural Contact*[39]) de la Universidad de York. Cada estudiante estará emparejado con un intérprete que le ayudará a identificar el idioma, los términos y los equivalentes de los mismos, no solo de lenguaje especializado sino los de uso común. Los idiomas principales serán francés e inglés. Su doble propósito será actuar como una herramienta para profesionales y como una fuente de formación para futuros intérpretes.

En general, existe una falta de apoyo social e institucional al igual que grandes diferencias entre distintos países sobre las normas, convenciones y expectativas de los valores que gobiernan la actividad traductora, existiendo una cultura de

---

37 https://www.naati.com.au/
38 http://www.healthcareinterpretationnetwork.ca/
39 http://www.yorku.ca/rgttc/index.php?id=28

traducción en cada sociedad (Prunc, 1997), no concediéndole la misma importancia al proceso de traducción e interpretación en distintos países o la obligatoriedad de contar con intérpretes cualificados, es por ello que existe una gran diferencia en cuanto a cursos de formación y diplomas oficiales entre distintos países.

2.3.1.2. Panorama español

En nuestro país no existe una acreditación oficial como en otros países europeos, situación que hace cada vez más difícil discernir entre un intérprete profesional y uno no cualificado. Existen ya algunas iniciativas llevadas a cabo por universidades que están siendo muy bien acogidas y que dotan al panorama de la interpretación en este contexto de un carácter más profesional.

En primer lugar, cabe destacar la labor realizada por la Universidad de Alcalá y su grupo de investigación FITISPO. Dentro de su oferta académica, ofrecen el Máster Universitario en Comunicación Intercultural, Interpretación y Traducción en los Servicios Públicos[40]. Su objetivo principal es formar intérpretes con las técnicas necesarias para trabajar como enlace lingüístico entre instituciones y empresas y la población extranjera, y profundizar en las características propias de la práctica de esta disciplina en el contexto de los SSPP. Además de este Máster Oficial, en esta universidad se han organizado los distintos cursos de formación sobre comunicación intralingüística, o traducción e interpretación en hospitales.

Además, en España contamos con otros másteres y postgrados, que si no son exclusivos de la interpretación social, cuentan con algunos elementos de la misma como, por ejemplo, el Máster en Competencia Intercultural e Interpretación Social de la Universidad Pablo de Olavide (Sevilla) que consta de asignaturas como la interpretación social, el Máster de Traducción Profesional y Mediación de la Universidad de Las Palmas de Gran Canaria con un itinerario relacionado con la mediación y los servicios públicos (Pérez-Luzardo Díaz & Fernández Pérez, 2018, pág. 81) o el Máster Universitario en Traducción de Textos Especializados de la Universidad de Zaragoza (Nevado Llopis, 2018, pág. 43).

La Universidad Jaume I ofrece el Máster Universitario de Investigación en Traducción e Interpretación, en el que se incluyen asignaturas como Metodología de la investigación en traducción médica y Comunicación Intercultural mediada en el ámbito sanitario. También se puede cursar un Máster Universitario en Traducción Médico-Sanitaria en el que se ofertan las asignaturas de

---

40 http://www3.uah.es/master-tisp-uah/presentacion/

Mediación intercultural en el ámbito sanitario y Técnicas de interpretación en los servicios públicos sanitarios.

Por otra parte, la Universidad de Vigo ha creado un portal[41] con recursos e información para estudiantes profesionales. En este portal no solo se recogen documentos para la formación de intérpretes, sino que se hacen eco de las últimas novedades en el campo de la interpretación, tanto la publicación de trabajos académicos y tesis doctorales como eventos y jornadas.

Otra iniciativa necesaria a destacar es el Global E-Party en TISP, unas jornadas virtuales que tuvieron lugar en noviembre de 2012 en las que a través de blogs y redes sociales, los participantes podían mostrar sus opiniones e inquietudes sobre diversos aspectos de la Traducción e Interpretación en los SSPP, entre los que se destacan su presencia en los medios españoles, la importancia y estatus de esta profesión con respecto a otras modalidades de interpretación o las necesidades de formación y presencia en la red de esta modalidad.

La Universidad de Salamanca ha ido adaptando desde el 2004 sus programas docentes de interpretación, tanto en los estudios de grado como en los postgrados. En estas horas de formación, existe un contenido temático en el que los alumnos se familiarizan con los conceptos básicos de la mediación, la interculturalidad y los contextos de trabajo (jurídico, sanitario, etc.) (Alonso & Baigorri, 2008, pág. 5). También se organizan cursos y jornadas fuera del horario lectivo dirigidos no solo a estudiantes, sino también a profesionales y voluntarios que trabajan en contextos donde se utiliza este tipo de interpretación.

2.4. Nuevas modalidades de traducción e interpretación en hospitales: la teleinterpretación

Los orígenes de esta modalidad de interpretación no son tan recientes como se piensa. En Australia ya se utilizó en 1973 este servicio para dar respuesta a la masiva llegada de inmigrantes, al igual que lo hizo Estados Unidos en 1981 con *Language Line* como una empresa con fines no lucrativos pero que, poco a poco, fue expandiéndose hasta convertirse en una de las empresas más importantes del mercado (Kelly, 2008, pág.5). Con la reducción de tarifas telefónicas y el aumento de la necesidad de interpretación en países grandes con distancias kilométricas, hizo que esta modalidad fuera adquiriendo mayor importancia. Para el 2000, un mayor número de empresas grandes y privadas emergieron, junto con otro tipo de demandas sobre la calidad de la interpretación telefónica,

---

41 http://linkterpreting.uvigo.es/

programas de acreditación y mayor abanico de mercados en los que ofrecer estos servicios (Kelly, 2008, pág. 6).

Esta modalidad de interpretación, llamada teleinterpretación o interpretación telefónica, abarca diversos contextos de la vida cotidiana y empresarial, desde servicios públicos hasta empresas privadas que tienen un gran número de clientes extranjeros. Normalmente, el servicio público o la empresa contratan los servicios de interpretación telefónica con un proveedor de esta modalidad. El usuario tiene una tarjeta con un código de idioma para contactar directamente con el intérprete o con un aparato ya programado con cada tecla asignada a un idioma. En algunos casos el intérprete del idioma deseado contesta directamente, en otros casos la empresa de teleinterpretación, con una hoja que le ayuda a identificar el idioma deseado, pasa la llamada al intérprete. Estas empresas suelen contar con intérpretes de los idiomas más requeridos las 24 horas del día, los 365 días al año. Una vez conectadas las tres partes, el intérprete se presenta en ambos idiomas (las empresas proporcionan a sus intérpretes un protocolo de presentación del servicio) y empieza la interpretación. Algunos intérpretes trabajan desde casa, otros desde *call centers*. El perfil del candidato perfecto para desempeñar las labores de teleinterpretación comparte muchas características con un intérprete de los SSPP, con la salvedad de la imposibilidad de conocer de antemano qué tipo de interpretación va a desempeñar cuando descuelgue el teléfono. Kelly (2008) enumera las siguientes cualidades:

- Experiencia en interpretación consecutiva, ya que es la técnica más utilizada en teleinterpretación, junto con excelente memoria y habilidad para la toma de notas.
- Experiencia en un contexto telefónico, incluso si esa experiencia no está relacionada con la traducción e interpretación. Si el intérprete ha trabajado alguna vez en este contexto, conocerá bien las características del trabajo por teléfono, el uso del tono de voz, la pronunciación, el control de la respiración y otras técnicas para comunicarse con efectividad. Este elemento es muy importante, ya que muchos teleintérpretes se centran en transmitir el mensaje de forma correcta y se olvidan de aspectos relacionados con la transmisión de ese mensaje. En este apartado también sería necesario destacar que el intérprete haya trabajado en atención al cliente, ya que la teleinterpretación está centrada en el servicio a un cliente en el que existe competencia entre empresas.
- Experiencia en el contexto de la interpretación comunitaria para poder conocer las diversas situaciones que pueden acaecer en el contexto médico, legal, la terminología y los procesos que en ellas ocurren.

- Cualidades personales como la versatilidad para abarcar todo tipo de situaciones, ser flexible, conocer una diversidad de léxico y acentos regionales, estar preparado para seguir formándose y aprendiendo y, por último, paciencia por las esperas al teléfono, la mala calidad del sonido, la "desorganización" de la comunicación, etc.

En el mercado de la teleinterpretación encontramos empresas a gran escala que se dedican únicamente a la interpretación por teléfono (OPI, por sus siglas en inglés). Algunas de estas empresas tienen sedes en distintos países, como *Language Line*. También existen empresas más pequeñas que están consiguiendo contratos en ciertos estados o comunidades autónomas, como es el caso de *Dualia* o *Interpret Solutions* en nuestro país. Algunas agencias de traducción también ofertan este tipo de servicios, incluso agencias estatales u organismos públicos como hospitales de algunos países cuentan con un servicio de teleinterpretación. También se da el caso de la existencia de *call centers* de empresas privadas que cuando necesitan comunicarse con un cliente extranjero pasan la llamada a alguno de sus teleoperadores que sean bilingües o hablen más de un idioma.

En el contexto hospitalario, en Australia cuentan con los servicios de *Translating and Interpreting Service* (TIS), y los intérpretes que poseen acreditación nacional cuentan con prioridad para entrar a trabajar con ellos. También el *Central Health Service* ofrece un servicio de 24 horas. En EE. UU. cuentan con *Language Line Services*, al igual que en Reino Unido, siendo indispensable en este último país contar con el Diploma de Interpretación en los Servicios Públicos. En Canadá, el *Montreal Interregional Interpreters Bank* proporciona teleinterpretación y en Bélgica se encarga CIRE. Francia cuenta con un servicio denominado *Inter-Service Migrants Interpretariat* y en Sudáfrica *Telephone Interpreting Service of South Africa*.

Esta nueva modalidad proporciona una serie de ventajas para el teleintérprete *freelance*, sobre todo el hecho de poder trabajar desde casa, organizando sus horarios de trabajo y pudiéndolo compaginar con trabajos de traducción o con tareas domésticas. Sin embargo, el intérprete tiene que mantener una serie de estándares para proporcionar un trabajo de calidad como, por ejemplo, recibir la llamada en una habitación aislada de ruidos, tener el teléfono cerca para no demorar la respuesta a la llamada, y, aun así, la falta de disponibilidad del intérprete en situaciones de riesgo, sobre todo si se trabaja con intérpretes *freelance* puede tener graves consecuencias.

En España, *Dualia* ofrece servicio de teleinterpretación a 250 hospitales y 500 centros de salud utilizando un "pack biauricular" ofertando teleinterpretación en 51 idiomas. El pack está compuesto por un móvil y un auricular (uno insertado en el oído del profesional y otro en el del paciente/usuario). Este tipo de dispositivo mejora el proceso, siendo más rápido porque no tienen que pasarse el teléfono el servicio público con el usuario, y, sobre todo, porque mejora la calidad del sonido. En algunos casos, el uso de esta modalidad genera desconfianza, entre usuario y profesional sanitarios, incluso llegando a producirse confusión sobre la nomenclatura utilizada para denominar a los intérpretes y el trabajo que deben desempeñar (Nevado Llopis, 2018, pág. 38). El servicio público a veces menciona la falta de disponibilidad horaria, la complejidad del sistema (con su consecuente pérdida de tiempo), o la falta de profesionalidad de los intérpretes como problemas frecuentes que encuentran en la teleinterpretación (Pérez-Luzardo Díaz & Fernández Pérez, 2018, pág. 71).

El uso de interpretación remota por vídeo (*video remote interpreting*) también se ha utilizado en el contexto de los SSPP, pero el uso de una cámara puede intimidar a los usuarios, sobre todo en el contexto sanitario en el que tienen que someterse a exámenes médicos. También es más difícil convencer al paciente para que mire al médico, por ejemplo, y no a la cámara (Kelly, 2008, pág. 32). Pero en muchos contextos, sobre todo en el judicial, es una opción bastante utilizada, incluso algunos organismos están creando manuales de buena práctica para su uso, como el consejo judicial californiano que ha publicado unas recomendaciones para utilizar la interpretación remota por vídeo en los casos en los que se requiera un intérprete de lengua de signos. Estas recomendaciones están destinadas para todo el personal que pueda utilizar este sistema, no solo para los intérpretes.

3. CARACTERÍSTICAS DE LA TRADUCCIÓN E INTERPRETACIÓN EN HOSPITALES

La comunicación entre médico y paciente experimenta muchas dificultades y han sido muy numerosos los estudios que se han centrado en el discurso entre médico y usuario. La mayoría de estos trabajos se centran en un tipo de discurso médico, el denominado "entrevista médica", que se trata de una interacción estructurada entre médico y paciente designada para extraer las quejas y dolencias del paciente y así poder diagnosticar y tratar el problema (Davidson, 2000, pág. 383). Normalmente la entrevista médica cuenta con una estructura muy definida (Borrel i Carrió, 1999) con saludos iniciales, enunciación de los problemas, evaluación y discurso de la enfermedad del paciente, debate y prescripción, y despedidas. A veces, esta estructura se ve alterada porque hay que repetir o clarificar, por el uso de recursos extralingüísticos, el intérprete hace preguntas o porque es necesario realizar algún trámite burocrático como, por ejemplo, rellenar un formulario (Valero Garcés, 2008, pág. 41).

La traducción/interpretación en los SSPP abarca distintos tipos de texto y formato, tanto en formato escrito (traducción) como en formato oral (interpretación) y puede variar, por ejemplo, desde una lista de recomendaciones para diabéticos con pasos claros y simples de comprender hasta prospectos médicos con un lenguaje más elaborado y especializado.

El traductor e intérprete en el contexto sanitario tiene que centrarse en este género como un conjunto de características particulares, que no solo se limitan a una terminología específica. Y debe comprender, no solo los hábitos comunicativos, sino también los diferentes géneros que interactúan en las distintas lenguas y culturas en este acto comunicativo, perfilando este conocimiento la identidad profesional como comunicador intercultural (García Izquierdo, 2009, pág. 22).

3.1. Traducción

La traducción en el contexto de los SSPP ha tenido menos relevancia que la interpretación, a la que sí se la está reconociendo su importancia. No existe una tipología específica llamada "traducción en los servicios públicos", sino que está asociada a la traducción médica en muchos casos (aunque el nivel de especialización a veces no sea el mismo) o a la traducción jurídica o, a veces, se asocia a la ISSPP, ya que el intérprete que trabaja en un centro sanitario también realiza labores de traducción y traducción a la vista de recetas, recomendaciones, folletos, etc.

Esta presunción es más que errónea, pues un traductor no tiene formación ni experiencia en interpretación, ocurriendo lo mismo con un intérprete, con respecto a la traducción. No obstante, nadie le pediría a un traductor de artículos médicos que no cuenta con experiencia en interpretación que asista a un congreso médico y realice labores de interpretación. Aun así, la realidad es distinta, y un intérprete en los SSPP puede ser también un traductor en el mismo ámbito.

Se han destinado pocos esfuerzos al estudio de este tipo de traducciones para el usuario, quizás porque se considere más importante la traducción médica con un alto nivel de especialización o porque se englobe la traducción en los SSPP en el marco de lo que se puede considerar traducción que comprende textos no altamente especializados. No obstante, trabajos como el de García Izquierdo (2009) constituyen una aportación importante al abordar el género textual de comunicación para pacientes.

A veces, al traductor se le exige traducir textos breves que aparentemente parecen carecer de importancia, pero que pueden acarrear graves consecuencias si no se traduce adecuadamente (Corsellis, 2008, pág. 33). Corsellis ofrece el ejemplo de las etiquetas e instrucciones de los medicamentos que presenta información sobre las siguientes preguntas: ¿cuánto debe tomarse?, ¿cada cuánto tiempo?, ¿cuándo? En este tipo de textos es muy importante la precisión, por eso hay que asegurarse de que el usuario lo ha entendido.

Si consideramos la importancia de la ISSPP para que ciudadanos extranjeros puedan acceder a la asistencia sanitaria, igual de importante es conseguir que ciertos mensajes lleguen a los mismos. Para ello, es importante considerar aspectos culturales y sociales a la hora de transmitir estas ideas (al igual que se hace en la interpretación). Prueba de ello es la animación llamada *The Three Amigos*, una serie de PSA (*Public Services Announcements*) creada por *Population Services International*, una organización no gubernamental con sede en Washington DC que se dedica a proyectos en salud pública. Esta animación está dirigida a espectadores entre 15–24 años para informar sobre la infección por el SIDA. Se ha traducido a 40 idiomas, llegando a comunidades por todo el mundo y creando la concienciación esperada y, por ende, provocando el aumento en el uso de preservativos. Los coloquialismos y frases hechas han favorecido a que esta serie llegue a todos los espectadores (von Flotow, 2005, pág. 195).

Este es un ejemplo más de las muchas traducciones/adaptaciones en el contexto de los SSPP que pueden ayudar a gente que hable distintos idiomas, pero el número de recursos traducidos a distintas lenguas es muy grande.

A continuación, se muestran las distintas tipologías textuales más comunes que pueden encontrarse en lo que hemos denominado como "Traducción en los Servicios Públicos".

3.1.1. Guías de traducción

Se trata de un recurso informativo para profesionales médicos, intérpretes, pacientes y sus familiares, y suelen abarcar distinta temática: desde aquellas sobre una patología en concreto, hasta las que contemplan una serie de preguntas generales para poder obtener una primera información sobre el paciente. En los últimos años, se han convertido en un recurso muy útil para que el proveedor con algunos conocimientos del idioma pueda realizar al paciente extranjero una serie de preguntas relacionadas con su salud y también en un material de apoyo para el intérprete que carece de ciertos conocimientos terminológicos.

En la actualidad contamos con guías multilingües, normalmente traducidas a cinco o más idiomas (inglés, francés, ruso, polaco, rumano, árabe, búlgaro), son recursos muy elaborados, con muchas preguntas divididas en secciones (tratamiento, visita al médico, glosario, dibujos con las partes del cuerpo) y el formato puede variar: existen las que aparecen la versión en un idioma y justo al lado la traducción (en la misma página) o las que tienen la traducción a un idioma seguida por otro idioma (como en capítulos) y así sucesivamente. No suelen contar con términos muy especializados y, si existen, suele venir una versión en lenguaje común entre paréntesis. Normalmente estas guías han sido traducidas por profesionales y en nuestro país contamos con las creadas por el grupo FITISPO ya mencionado anteriormente, entre las que se destacan las destinadas a mujeres embarazadas y a inmigrantes en el contexto de los servicios sociales, por ejemplo.

Y otras guías han sido creadas por los mismos centros sanitarios que han visto como la llegada de inmigrantes a ciertos servicios ha disparado el uso de intérpretes y material multilingüe, por ejemplo, en 2007 el Servicio de Hematología del Hospital Universitario La Paz en la Comunidad de Madrid creó la *Guía de Traducción para pacientes extranjeros con trastornos de la coagulación*.

También existen las denominadas "mini-guías", que suelen estar comercializadas por laboratorios farmacéuticos como elemento publicitario para el personal sanitario y contienen menos información y están traducidas a los idiomas más comunes como el inglés, francés y alemán. Aunque no muchas, sí existen mini-guías o glosarios con un gran nivel de especialización como el *Glosario español-inglés de interrogantes y frases útiles para la entrevista médica a un paciente con un trastorno en la región cabeza-cuello* (Quintero Pérez, Rodríguez Rubio, & Arencibia Pino, 2005).

Al comparar ambos grupos, se puede observar una clara diferencia entre los documentos que han sido elaborados contando con traductores profesionales y los que no, existiendo en el grupo de estos últimos muchos falsos amigos, falta de coherencia y errores terminológicos, mientras que en las guías multilingües se han escogido las estructuras sintácticas apropiadas, e incluso se han tenido en cuenta factores culturales (por ejemplo, realizar el cambio de ºC a ºF para hablar de temperatura) (Parrilla Gómez, 2009, pág. 152).

3.1.2. Folletos y hojas de información para pacientes

García Izquierdo (2009, pág. 36) afirma que este género también se ha denominado como "folletos de salud" (Mayor Serrano, 2005), "educación para la salud" (Blanco Pérez & Gutiérrez Coute, 2002), "información para pacientes" (Montalt & González Davies, 2007) u "hojas informativas", dependiendo del número de páginas. Este tipo de material es igual al que nos encontramos en los mostradores de los centros sanitarios a disposición del paciente con información sobre algún tipo de enfermedad o prueba, o sobre los trámites para solicitar algún tipo de documento, cita o tarjeta. De carácter divulgativo, a diferencia de las guías multilingües, están destinados a pacientes y familiares, utilizando un lenguaje claro y sencillo acompañado en muchos casos por dibujos o ilustraciones. Son objeto de traducción en muchas organizaciones y organismos como organizaciones de salud, centros médicos, como, por ejemplo, la Organización Panamericana de la Salud, centros para el control y prevención de enfermedades, entre otros (Mayor Serrano, 2005, pág. 132).

Su función principal es transmitir al lector información de carácter médico, aportando recomendaciones para la prevención de enfermedades, consejos de actuación ante estados de convalecencia e intentar influir en la conducta del destinatario por medio del mensaje que se le está enviando (Mayor Serrano, 2005, pág. 133). Sin embargo, no debe considerarse como un sustituto de la comunicación médico-paciente, sino como un complemento, ya que la información que se le presenta, para personas que no tienen muchos conocimientos sobre este tema, puede resultar difícil de comprender (García Izquierdo, 2009, pág. 38).

En este tipo de documentos es muy importante considerar que cualquier tipo de adaptación cultural es necesaria, pues en la mayoría de los casos el paciente extranjero tomará el folleto y lo leerá a solas, sin intérprete y sin médico, por lo que cualquier duda o malentendido no podrá ser aclarado hasta su propia visita al centro. Hay que tener en cuenta que cada vez más existe un interés mayor por temas de salud, sobre todo en Internet, donde proliferan portales y webs, y las consultas en busca de información aumentan debido a la alfabetización de salud (*health literacy*) de los usuarios o a una mejor legibilidad (*readability*) de estos portales (Blanco Pérez & Gutiérrez Coute, 2002, pág. 322).

En el estudio realizado por García Izquierdo (2009) en el que se analizaron diversos portales con información para pacientes, se destacan una serie de rasgos comunes entre todos ellos, como, por ejemplo, el uso abundante de gráficos, fotografías y dibujos, aunque con una subordinación y sintaxis compleja, estilo telegráfico, abundante adjetivación, verbos de descripción y establecimiento de medidas, pero también paráfrasis y reformulaciones explicativas para ayudar al lector.

Además, los folletos de salud, por tratarse de textos cuyo fin es transmitir información, redactados de manera fácil para el lector, son idóneos para habituar al futuro traductor e intérprete a la terminología médica, siendo una prueba más de que la comunicación especializada no solo aparece entre especialistas, sino también entre no especialistas y el público en general (Mayor Serrano, 2005, pág. 138).

Encontramos en la actualidad fuentes muy útiles para la atención sanitaria en comunidades multiculturales. En este sentido, en el contexto americano destacan portales como Ethnomed, anteriormente mencionado, que alberga numerosas hojas informativas en distintos idiomas, por ejemplo, el folleto informativo sobre revisiones de mama dirigido a usuarias de cultura china escrito en inglés y chino. De una forma divulgativa, a través de este folleto, se informa al usuario sobre la enfermedad del cáncer y la importancia de realizarse mamografías periódicamente para detectar a tiempo la enfermedad y así poder tratarla adecuadamente. Se describe el cáncer, manifestaciones, diagnóstico, diversos tratamientos y, lo más importante, no se olvida el referente cultural que también está incluido en estos recursos. Por ejemplo, existe un apartado en el que trata el tema de la medicina tradicional.

Este tipo de recursos incluyen información que se debería facilitar en los hospitales para usuarios de otras culturas con las que la medicina occidental pudiera chocar, así como información sobre el funcionamiento de la sanidad en el país, todo esto con un lenguaje sencillo y accesible para todos los usuarios.

En nuestro país muchas comunidades autónomas con gran afluencia de inmigrantes están creando hojas informativas y folletos de información para que los inmigrantes puedan acceder al trabajo, a la vivienda y a los servicios sociales, pero todavía existe una carencia de información traducida en temas sanitarios. Aun así, poco a poco van surgiendo iniciativas como la del Hospital La Mancha Centro de Alcázar de San Juan (Ciudad Real) que ha creado unas hojas informativas sobre el Test O' Sullivan y la prueba de sobrecarga oral de glucosa. Esta información ha sido traducida a tres idiomas (rumano, árabe y polaco) y la iniciativa surgió debido al gran número de embarazadas extranjeras en la zona que tenían que someterse a esta prueba.

3.1.2.1. Historias clínicas

En los centros sanitarios se genera una gran cantidad de información médica y administrativa sobre los pacientes, haciendo necesario crear un sistema para registrar la misma, con un formato unificado y ordenado (Castro & Gámez, 2002, pág. 295). Castro y Gámez hacen hincapié en la importancia de un buen sistema de recuperación de información para poder localizar las historias y para poder codificar la información más relevante.

Esta tipología textual puede variar de centro en centro, pero normalmente la información suele estar distribuida en distintos apartados, siendo los más importantes (Castro & Gámez, 2002, pág. 297):

- el informe de alta (datos del centro, del paciente y del proceso asistencial),
- las hojas de curso clínico (evolución del paciente, notas sobre la misma),
- hojas de datos de enfermería (valoración de la enfermera y planificación de la atención que ha de prestarse),
- hojas de seguimiento de enfermería,
- hojas de resultados,
- hojas de informes,
- hojas de exploraciones específicas (hojas de anatomía patológica, laboratorio, etc.),
- registros de enfermería (curas, balance de líquidos, medicación),
- hojas de autorización,
- hojas administrativas.

Los autores describen el proceso de cambio en la redacción de estos documentos: antes cada médico realizaba sus propias anotaciones según el paciente, pero con este nuevo método, se puede conseguir una mayor comunicación entre los profesionales que atienden al paciente. El nuevo modelo se compone de una base de datos, una lista de problemas y las notas SOAP (*Subjective, Objective, Assessment, Plan*).

Al tratarse de una tipología textual definida, con una serie de normas y estructuras que se repiten, sería conveniente que el intérprete que trabaja en centros sanitarios se familiarice con este tipo de impresos y que el centro contase con una plantilla de la historia clínica y su traducción a distintos idiomas. También sería aconsejable que todos los formularios (consentimiento informado, alta voluntaria, etc.) estuvieran traducidos, pues así facilitaría la labor del intérprete y no tendría que realizar traducciones a la vista una y otra vez del mismo documento, además de proporcionar más seguridad al paciente extranjero sobre lo que está firmando o leyendo.

3.1.2.2. Consentimiento informado

Se trata de la aceptación de una intervención sanitaria por un paciente, de forma libre y voluntaria, habiendo sido informado por el profesional sobre la naturaleza de la intervención, las posibles alternativas y los riesgos y beneficios correspondientes.

Normalmente, el discurso del consentimiento informado tiene una estructura muy bien definida con la información que debe incluir, que según la Ley 41/2002 es la siguiente:

- las consecuencias relevantes o de importancia que la intervención origina con seguridad,
- los riesgos relacionados con las circunstancias personales o profesionales del paciente,
- los riesgos probables en condiciones normales, conforme a la experiencia y al estado de la ciencia o directamente relacionados con el tipo de intervención,
- las contraindicaciones.

Además, este discurso incluye información como la identificación de las partes implicadas, la fecha del documento, reconocimiento por parte del paciente de que ha entendido la información o la especificación del derecho del paciente de revocar la autorización.

En estos documentos, además de terminología médica propia del proceso, también se cuenta con un apartado final en el que el paciente o representante legal firma dicho documento, contando también con terminología y estructuras sintácticas propias del campo jurídico. Esta traducción supone un desafío para el intérprete porque no solo tiene que conocer la terminología médica-jurídica "sino que, además, es fundamental su familiarización con los principios, el propósito y las distintas formas de presentación de dicho material para lograr una comunicación eficaz" (Ramos, 2012, pág. 294).

3.2. Interpretación

La ISSPP cuenta con unas características especiales que la distinguen del resto de interpretaciones que se llevan a cabo en distintos contextos.

Partiendo de la idea de que en la interpretación de conferencias el intérprete sustituye un discurso formal y conceptual en otro idioma, respetando el mismo nivel del discurso (Gile, 1995, pág. 12), la interpretación en el contexto hospitalario supone una exploración de sentimientos y emociones que interrumpen y fluyen en el transcurso de la comunicación (Klimkiewicz, 2005, pág. 210). Además de existir una comunicación asimétrica entre el proveedor y el usuario donde confluyen una lengua mayoritaria y una lengua minoritaria, donde se enfrenta el conocimiento sobre el tema con el desconocimiento, y participan en la conversación una institución con estructuras leyes y reglas, y un individuo con experiencia y sentimientos. Además, en estas situaciones tienen lugar onomatopeyas, lenguaje corporal, gesticulaciones, posturas, movimientos del cuerpo exagerados que, a veces, acentúan aún más las diferencias entre ambas partes (Klimkiewicz, 2005, pág. 211). Todas estas consideraciones tienen que estar presentes en cualquier encuentro entre proveedor-intérprete-usuario.

En otros contextos el intérprete es invisible, pero en el contexto de la ISSPP el intérprete asume generalmente su visibilidad, contribuyendo esta al éxito de la comunicación y dejando más patente que es el pivote central de un triángulo entre dos partes. Aun así, el tema de la invisibilidad en la ISSPP es un tema muy debatido, porque se confunde con la neutralidad del intérprete. Aunque los códigos de conducta sobre este tema son claros en cuanto a la neutralidad, en la práctica, a veces, se alejan del concepto ideal de un intermediario objetivo y sin involucrarse (Kaufert & Putsch, 1997, pág. 79).

Al igual que en la interpretación de conferencias, existen una serie de dificultades a las que el intérprete tiene que hacer frente, algunas de ellas también aparecen en la interpretación de conferencias y otras son propias del contexto de los SSPP. Los factores que desencadenan los problemas de interpretación o *problem triggers*, según Gile (1995, pág. 172) son:

- Factores externos (calidad del sonido, tecnicismos): el intérprete en los SSPP no siempre realiza su trabajo en una consulta con una puerta cerrada, sin ruidos externos, a veces tiene que realizar su trabajo de pie en un pasillo, a través del teléfono y con una calidad de sonido no muy adecuada. En cuanto a los tecnicismos, el campo sanitario es un contexto especializado y el intérprete tiene que tener formación terminológica en dicho campo. Es aconsejable que sepa el tema de su interpretación para poder preparar la terminología (si es una consulta con un paciente que es diagnosticado por primera vez con hipertensión, los términos utilizados pueden ser distintos a una consulta con un oftalmólogo en el que se diagnostica hipertensión en el ojo o cualquier otra patología asociada a la hipertensión).

- Nombres de instituciones: es muy común encontrarse en este contexto nombres de asociaciones, departamentos dentro de un hospital, ONGs, etc. El intérprete que trabaja en centros sanitarios debe estar al corriente de todos los departamentos y plantas que conforman el centro y su traducción en ambos idiomas (por ejemplo, "Urgencias" en inglés es conocido como *ER*) o incluso el nombre y el papel que desempeña cada persona en un centro sanitario: en inglés contamos con el término *named nurse* para una enfermera que se dedica siempre al mismo paciente, en español es difícil contar con un equivalente (podría traducirse por "enfermera responsable" de tal paciente).
- Diferencias sintácticas entre la LO y la LT: las diferencias sintácticas pueden ser muy grandes según el par de lenguas. Entre inglés y español existen algunas estructuras que se deben tener en cuenta, por ejemplo, pasivas: *I have been discharged from hospital* (me han dado el alta); el uso de tú o usted: sobre todo en folletos de información para pacientes, dependiendo del registro (formal o informal) que se quiera utilizar, al traducir de inglés al español puede existir este problema.
- Problemas relacionados con la vulnerabilidad de la señal (acrónimos o cifras): al igual que con el nombre de instituciones, es frecuente que el médico se olvide de que está tratando con un usuario que tiene un conocimiento del tema menor que el suyo, y utilice siglas para denominar ciertos términos, por ejemplo, BP por *blood pressure* (presión arterial). El intérprete tiene que conocer las siglas más frecuentes, si no las conoce, deberá pedir una aclaración. Lo mismo ocurre con las cifras, el peso, la estatura, la presión arterial, resultados del análisis de sangre, puede resultar difícil memorizar todos los datos. Es aconsejable que el intérprete los anote y que pida una repetición si no está seguro. También es importante considerar si la cultura receptora posee un sistema métrico distinto porque quizás sería adecuado cambiar los grados centígrados a grados *Fahrenheit*.

Además de las características propias de la interpretación en este contexto, es necesario mencionar los elementos situacionales como la forma de sentarse: en este tipo de interpretación se recomienda que las partes se sienten en triángulo, así paciente y médico pueden mirarse el uno al otro directamente y el intérprete se percibe como una parte neutral de la conversación (Phelan & Parkman, 1995, pág. 556), esto se ha denominado como "display of disengagement with the interpreter" (muestra de no-implicación con el intérprete): el intérprete mira a los oradores pero los oradores se miran entre ellos (Bot, 2005, pág. 136). El médico debería hablar directamente al paciente, utilizando la segunda persona ("¿Dónde te duele?" y no "¿dónde le duele?") así tanto paciente como médico tendrán la sensación de que se están hablando uno al otro (Phelan & Parkman, 1995, pág. 557).

A continuación, se muestran las distintas modalidades de interpretación dentro de los SSPP.

3.2.1. Interpretación de enlace

La interpretación de enlace o *liaison interpreting* se ha utilizado también como sinónimo de *delegate interpreting* (Kade, 1967, pág. 9) o *dialogue interpreting*:

- *Dialogue interpreting*: modalidad utilizada para verbalizar el aspecto del diálogo y no se especifica el contexto, puede ser en un hospital, en una sala de judicial o en situaciones diplomáticas "included under this heading are all kinds of professional encounters: police, immigration and welfare service interviews, doctor-patient interviews, business negotiations, lawyer-client and courtroom interpreting, and so on" (Mason, 1999, pág. 147).
- *Liaison interpreting*: "verbalizes the link or contact between different groups of speakers who do not speak the same language. In the literature, the term is used synonymously for *delegate interpreting*" (Kade, 1967, pág. 9) o también conocido como *escort interpreting* (Matyssek, 1989, pág. 7). El término no se refiere explícitamente a un contexto comunicativo específico, aunque en el uso que hacen Kade y Matyssek hace posible incluir una variedad de escenarios como negocios o situaciones diplomáticas o educativas (Gentile, Ozolonis, & Vasalikakos, 1996, pág. 1).
- *Discourse interpreting*: es una modalidad de interpretación en la que se respeta el nivel de especialización del discurso bicultural y multiculturalmente y en la que el intérprete, interesado por las partes y en el propósito comunicativo, es corresponsable de conseguir los objetivos de la comunicación, asegurando una coherencia del discurso y manejando el proceso del discurso según un propósito específico del evento comunicativo. Como esta modalidad cubre una amplia gama de escenarios, el papel del intérprete se sitúa a veces en algún lugar del espectro entre *verbatim* y *conciliator* (Jiang, 2007, pág. 4).

Durante las intervenciones sociales o pedagógicas, consultas terapéuticas, el idioma es la herramienta de trabajo, ayudando en el desarrollo profesional, el reconocimiento y el tratamiento de sufrimiento. En este tipo de situaciones, el profesional (médico, pedagogo, terapeuta) tiene que dejar a los pacientes que se expresen sin interrupciones porque los cortes en las conversaciones pueden dar la impresión al interlocutor de que no se le está escuchando, pueden perder el hilo de la conversación y el intérprete en este tipo de conversaciones tampoco puede interrumpir continuamente a un paciente que está narrando experiencias de gran carga emocional y psicológica. En estas situaciones el intérprete captará el mensaje y lo transmitirá posteriormente (Métraux & Alvir, 1995, pág. 24).

A veces el discurso no cuenta con una estructura lógica, pues el usuario puede producir un discurso incoherente y sin responder a lo que se le pregunta. Esta puede ser una de las características inherentes a la interpretación de enlace. Otra característica de este tipo de interpretación es el turno de palabra. Normalmente el orador divide su discurso en trozos o *chunks* (Roy, 2000, pág. 10), creando múltiples turnos.

Según Bot, las razones por las que el cambio de turno en procesos comunicativos con intérpretes es distinto al de una conversación monolingüe son las siguientes (Bot, 2005, pág. 112):

- hay una tercera persona involucrada que también cambia el turno de palabra,
- no existe el mismo acceso a la conversación porque hay una parte que no entiende lo que se está diciendo,
- normalmente el intérprete habla después de cada turno de palabra,
- los turnos del intérprete no son independientes, están ligados a los de los hablantes primarios,
- las necesidades e intereses del intérprete respecto a los turnos de palabra son distintas; por ejemplo, el intérprete quiere que los turnos sean cortos, mientras que el usuario puede querer hablar durante periodos de tiempo más largos para no olvidar lo que tiene que decir.

Bot, resume en cuatro los modelos de transferencia de turno en interpretaciones de enlace (Bot, 2005, pág. 119):

- el intérprete tiene su turno tras el primer orador primario, después el segundo orador primario habla, a continuación, el intérprete,
- el primer orador primario vuelve a retomar su turno una vez que el intérprete ha hablado, así pueden pasar varios cambios hasta que el otro orador primario hable,
- el intérprete toma el turno en el mismo idioma, después del orador primario precedente, ahí el intérprete deja la producción sin traducir. Esto se ha denominado "sin-traducción" (*non-rendition*) (Wadensjö, 1998, pág. 108),
- un orador primario toma el turno después del otro orador, esta modalidad se denomina "traducción cero" (*zero rendition*, ídem). Esto ocurre cuando ambas partes deciden conversar utilizando respuestas cortas ("sí", "no", etc.).

Teniendo en cuenta estos aspectos, el intérprete de enlace tiene que contar con las destrezas apropiadas para hacer frente a estos cambios en los turnos de palabras y, a veces, tendrá que desenvolverse en situaciones en las que el receptor toma su turno sin que el otro orador haya terminado, solapándose información (Bot, 2005, pág. 138). En otras ocasiones, el intérprete tendrá que confiar en miradas y gestos para dar muestras de atención y para comunicar a quién le toca el siguiente turno de palabra.

3.2.2. Interpretación susurrada e interpretación simultánea

La modalidad de susurro, considerada a veces como una submodalidad de la interpretación simultánea, consiste en interpretar simultáneamente las palabras del orador al oído de un usuario. Se da en situaciones muy concretas generalmente si hubiese muchos participantes, pero en el contexto que nos ocupa no se ha producido en ninguna de las situaciones.

Torres Díaz (2004, pág. 9) define la interpretación simultánea como una compleja actividad de procesamiento, que consiste en la escucha de una unidad de sentido en una lengua de partida a través de un material electrónico, a la vez que otra unidad de sentido, previamente escuchada, está siendo transformada en una lengua término.

Además, según Torres Díaz (2004, pág. 78), la interpretación simultánea constituye la modalidad que representa más el ejercicio de interpretación de conferencias, aunque también se utiliza en submodalidad de susurro en la interpretación comunitaria y social cuando se hace necesario, aunque en nuestro estudio no hemos podido recoger muestras de esta circunstancia.

3.2.3. Nuevas tecnologías en el campo de la interpretación

Las nuevas tecnologías han proporcionado numerosas ventajas al campo de la traducción (memorias de traducción, programas de traducción asistida, bases de datos, Internet). Pero también nos encontramos ante el nuevo fenómeno de las aplicaciones para móviles y herramientas creadas para la traducción que también pueden ser utilizadas en situaciones donde se requiera una interpretación básica, por ejemplo, *Google Translate*, *Windows Live* o *Vocre*.

En cuanto al contexto biosanitario y de servicios sociales, destaca *Universal Doctor Project*[42], un proyecto que desarrolla herramientas para facilitar la comunicación entre profesionales de la salud y pacientes de diversos idiomas. El equipo lo engloban profesionales de todo tipo, programadores, traductores, médicos, profesores, y los productos que han creado son, entre otros,

---

42 http://www.universaldoctor.com/

UniversalDoctor Speaker Professional, UniversalDoctor Speaker Hospitales, UniversalWomen Speaker.

Las ventajas de este tipo de software se basan en la disponibilidad del mismo para poder ser utilizado en cualquier momento, además de contar con la opción de imprimir información médica en distintos idiomas. También es necesario mencionar la importancia de saber que la confidencialidad y la imparcialidad van a ser respetadas. El coste es fundamental sobre todo en la presente época de recortes en SSPP y puede ser una herramienta eficaz si se utiliza para preguntas de "sí" o "no". Sin embargo, la comunicación bilateral es limitada, pueden existir frases no adecuadas, y pueden surgir dificultades técnicas, sobre todo de sonido (Navaza, Estévez, & Serrano, 2009, pág. 151).

Algunas empresas que ofertan servicios de interpretación también han creado su propia aplicación multimedia y multilingüe, como es el caso de *Language Line Services.*

El mundo de la interpretación profesional también se ha adaptado a esta nueva era. En los últimos años, se ha empezado a recurrir a sistemas de interpretación remotos, es decir, situaciones en las que los participantes en la conversación no están presentes en el mismo lugar físico.

Según la Asociación Internacional de Intérpretes de Conferencia (AIIC) dentro de su apartado de "Código de utilización", señala que en Europa existen actualmente distintas modalidades de conferencia a través del vídeo:

1. Videoconferencia: uno o varios oradores se encuentran en un lugar distinto a la sede del congreso. La imagen y la voz del orador se transmiten por satélite a la sede del congreso, donde se reciben a través de un sistema especial que consta de una gran pantalla y un sistema de recepción de sonido.
2. Teleconferencia: se refiere al congreso multilingüe en el que los participantes se encuentran en un lugar, mientras que los intérpretes están en otro, que puede ser en otra parte del mismo edificio o de la misma ciudad, o en otro continente.
3. Teleinterpretación: en los últimos años este término se ha utilizado en el contexto de la interpretación para situaciones muy parecidas a la de la teleconferencia, pero se incorpora la palabra "interpretación", ya que el intérprete es uno de los participantes de este proceso de comunicación. Gracias a las nuevas tecnologías, muchas agencias y servicios ofrecen este tipo de interpretación para situaciones de emergencia (como en el caso de la línea 112 en España) o para idiomas denominados "poco comunes" en los que es más difícil contar con el intérprete *in situ*. En Reino Unido, gracias a las *language lines* esta modalidad se está convirtiendo en un recurso muy útil para hospitales

y centros sanitarios. En nuestro país, muchos hospitales están incorporando este servicio, y los distintos servicios y departamentos cuentan con una red de telefonía móvil que les pueden poner en contacto con el intérprete. Además de ser un recurso que ofrece una gran rapidez, suele ser más barato que contratar un intérprete para una sesión, puesto que en la mayoría de los casos hay que abonarle el transporte y el tiempo de traslado hacia el centro.

También puede incluirse la interpretación remota, una modalidad de interpretación simultánea en la que el intérprete no se encuentra en la misma sala que los oradores (Mouzourakis, 1996, págs. 22–23). Este tipo de modalidades ha sido muy famoso en el mundo de la interpretación de conferencias, no tanto en el contexto de los SSPP. Sin embargo, gracias a estas nuevas tecnologías y a todas las ventajas que estas técnicas aportan, cada vez más se utiliza en vistas orales y en centros sanitarios. Igualmente evita desplazamientos y abarata costes.

Debido a la delicadeza de las muchas situaciones que se dan en el contexto de los SSPP, ha sido muy debatido el tema de la protección de datos y el uso de intérpretes instalados en un lugar distinto al de la comunicación. Sin embargo, cada vez más existe un respaldo institucional en el uso de estas nuevas modalidades.

En el caso del sistema judicial, en Reino Unido se han adoptado una serie de acuerdos en cuestión judicial entre los que se enumeran las grandes ventajas de utilizar vídeo en los mismos. Se puede destacar el bajo coste que supone trasladar a un acusado hasta la sala del juicio o las medidas de seguridad (Fowler, 2007, pág. 7). Sigue destacando el deseo del gobierno británico de instalar equipos de videoconferencia en los 10 Centros de Detención de Inmigrantes, incluso la necesidad de ubicar intérpretes en persona en los mismos centros en lugar de en los juicios. La mayoría de los juzgados en Inglaterra y Gales cuentan con salas unidas por vídeo con uno o más centros penitenciarios o centros de prisión preventiva.

Otros autores, sin embargo, no están a favor de la interpretación remota (Moser-Mercer, 2005, pág. 729) piensan que la interpretación cara a cara proporciona una entrada de información extra (la visible) y la información proviene de distintas fuentes.

Es bien cierto que realizar interpretaciones desde la sala de un juicio mientras el acusado se encuentra en un centro penitenciario conlleva una serie de desventajas como la falta de buen sonido, problemas con la señal, los pocos recursos (a veces tienen que compartir cabina con el abogado) y la dificultad de realizar una interpretación simultánea (siendo más fácil si el intérprete se encuentra justo al lado del acusado). No obstante, se utiliza la modalidad consecutiva con más frecuencia causando demoras en el proceso.

En cualquier caso, el interés por el uso de videoconferencia en procedimientos legales está aumentando enormemente tras las recientes directivas europeas 2012/13/EU sobre el derecho de información y 2010/64/EU sobre el derecho de interpretación y traducción en procedimientos criminales, y la Directiva 2012/29/EU que establece unos estándares mínimos sobre los derechos, apoyo y protección a las víctimas de un crimen, lo que significará una demanda de intérpretes legales cualificados en Europa. También se ve reflejado este interés en los eventos y jornadas especializadas en esta temática, como el simposio internacional *Multilingual Videoconferencing in Legal Proceedings* que tuvo lugar en Amberes en abril de 2013.

Sin embargo, en el contexto de los SSPP, tanto en España como en el resto de Europa, las nuevas tecnologías se han introducido fundamentalmente mediante "teleinterpretación".

4. CONSIDERACIONES PARA LA FORMACIÓN DE INTÉRPRETES

En el presente capítulo se enumeran distintos aspectos necesarios para la formación de futuros intérpretes. Cada apartado está apoyado con ejemplos reales del corpus de grabaciones mencionado en el apartado de introducción. El formato utilizado para la transcripción de las conversaciones es el de transcripción horizontal (Gallez, 2010). Cada columna representa a uno de los integrantes de la conversación: Servicio Público (SP), Intérprete (I), Usuario (U), junto con el par de lenguas utilizado en la conversación (inglés (EN), español (SP), francés (FR)). En la transcripción han sido omitidos datos personales, nombres de lugares y cualquier rasgo que pueda identificarse. Los elementos más importantes de la transcripción han sido resaltados en negrita. Al tratarse de transcripciones literales de conversaciones reales, algunos extractos presentan incoherencias, errores gramaticales o partes que no han podido transcribirse (representadas por XXX) por la calidad de la grabación. No hemos alterado las incoherencias del discurso natural porque el intérprete debe ser capaz de enfrentarse a esta clase de discurso, fruto a veces del estrés, de la prisa o de la impotencia.

4.1. Códigos éticos

La ISSPP carece, en la mayoría de los casos, de un Colegio que regule las normas de actuación o que establezca cuáles son las líneas generales que puedan componer un código ético. Tal y como apunta Parrilla Gómez (2013, pág. 84), solo en los países caracterizados por la influencia de inmigrantes y la creación de leyes para asegurar su acceso a los SSPP, pueden vislumbrarse algunos pasos para definir unas normas de actuación. Estas estrategias o normas son necesarias para asegurar el cumplimiento, de forma profesional del intérprete en los SSPP. Aspectos tales como la confidencialidad, la exactitud del mensaje, o la imparcialidad, son necesarias en el día a día de la ISSPP. Destacar, entre ellos, la neutralidad del intérprete, defendido por autores como Clifford (2004), Metzger (1999), Angelelli (2004), Bot (2005) o Parrilla Gómez (2018).

Al respecto de la neutralidad y participación en la conversación, Jalbert (1998, pág. 14) resalta los distintos roles que el intérprete en los SSPP puede adoptar:

- traductor: no interfiere, neutral,
- informador cultural: el intérprete utiliza su conocimiento sobre cultura y valores,

- mediador cultural: el intérprete actúa como informador cultural pero también como negociador entre dos sistemas de valores en conflicto, necesita explicar o sintetizar los discursos de una parte y otra,
- *advocate*: en conflicto, el intérprete escoge defender al paciente,
- profesionales bilingües: dirige la entrevista, conoce el sistema, después informa al proveedor.

La figura polivalente del intérprete se puede comprobar en el estudio realizado por Leanza (2007) en la consulta de pediatría: el 90 % de los intérpretes fueron neutrales, el 10 % realizó diversos roles, el 2 % como informante cultural pero el 8 % actuó como agente sanitario. Este dato es bastante importante porque refleja la imprudencia de algunos intérpretes de tomar el papel del profesional sanitario, dar consejos y opiniones sobre el estado del paciente sin estar preparados para ello. Es necesario dejar claro que los papeles que el intérprete adopte fuera de su figura como intérprete no deben de cuestionar la posición y poder del médico (Leanza, 2007, pág. 28).

La utilización de primera o tercera persona también ha sido tratada en relación a los códigos de conducta. Muchas organizaciones aconsejan al intérprete adoptar la primera persona para así recalcar su invisibilidad. Otros, aconsejan utilizar tercera persona para que ambas partes tengan claro quién está hablando y qué papel tiene cada una. Dubslaff y Martinsen (2007) realizaron un estudio entre intérpretes profesionales y no profesionales. De nueve intérpretes no cualificados comprobaron que la palabra *one* producía un cambio a *you* haciendo más personal el discurso del facultativo, quizás para solidarizarse con la otra persona.

También se hace necesario el uso de un código ético para las modalidades de interpretación emergentes, como la telefónica, que, aunque pueda compartir muchas características con otro tipo de interpretación, la variedad de contextos en la que se desempeña plantea dificultades específicas. Hasta la fecha no se ha creado internacionalmente ningún código ético específico para teleintérpretes, aunque sí se puede destacar las iniciativas de algunas empresas o de algunos investigadores del sector. Este es el caso de Kelly (2008) que propone un modelo de código ético para teleintérpretes, destacando la exactitud e integridad, o el desarrollo profesional.

Obviamente, en situaciones de emergencia, algunos de estos estándares deberían modificarse, a veces saltándose el protocolo de presentación, o eliminando incluso partes no relevantes.

4.2. El papel durante la interpretación

Los cambios de roles del intérprete ya fueron analizados por diversos autores como Wadensjö (1998) en el contexto policial, por Bot (2005) en el contexto de salud mental, o Leanza (2003) en la consulta de pediatría; y se han identificado ciertos roles que adopta el intérprete como el de orador principal, animador o autor (Goffman, 1981) (Wadensjö, 1992) o el de informante cultural o agente sanitario (Leanza, 2003). A continuación, se muestran los papeles adoptados por el intérprete basados en la taxonomía propuesta por Parrilla Gómez y Postigo Pinazo (2018).

El intérprete como facilitador de la comunicación
Esta situación ocurre cuando el intérprete percibe que no obtiene la información que el servicio público necesita y él mismo hace las preguntas, bien porque antes no se han formulado y él conoce el proceso y sabe que son necesarias, o bien porque no han sido contestadas por el usuario y las vuelve a repetir.

En algunas situaciones el intérprete repite una pregunta que ya había sido formulada y cuya respuesta no se había obtenido. En algunos casos el servicio público realiza una pregunta rutinaria "¿sufre alguna enfermedad?", el intérprete la traslada al usuario "do you suffer from any illness?" y el usuario puede contestar "I have a strong headache". Y el intérprete, al ver que no ha respondido a la pregunta del médico sobre si padece alguna enfermedad, vuelve a repetirla, aunque traduce lo que ha dicho el paciente: "tengo un fuerte dolor de cabeza", y vuelve a preguntar: "the doctor would like to know if you suffer from any illness". En este caso, el intérprete se percata de que la pregunta del médico sobre si padece alguna enfermedad no ha sido respondida y vuelve a realizarla sin que el médico le pida que la repita.

Este papel activo en el que el intérprete aclara preguntas para obtener información más clara y directa puede favorecer la compresión del mensaje, como en el siguiente ejemplo, donde se le pregunta al paciente si habla francés o flamenco. Se trata de una pregunta realizada de forma sencilla y clara para saber qué opción del formulario mostrarle. Aunque dicha pregunta no había sido formulada por la trabajadora social, el intérprete ha creído oportuno realizarla para que la comunicación sea óptima.

En la siguiente situación, un paciente desorientado, necesita firmar un formulario. El servicio público, que ya le ha transmitido la información a través del intérprete ("Puede por favor firmar aquí"), aparece sin intervenir, mientras el intérprete continúa dándole instrucciones para completar el formulario (instrucciones que no han sido transmitidas por el servicio público):

Tabla 1. El intérprete como facilitador de la comunicación

Servicio Público (SP) – A	Intérprete (SP/FR) – B	Usuario (FR) – C
[…] ici, **vous signez** là. Vous avez bien signé? Ici. Pour qu'on puisse vous donner un passeport. Ici.		
		Ici.
	Nan, ici, ici, ici. Nan ici […] **Un peu plus haut**. Attendez, un peu plus haut. Un peu plus haut là. Vous n'arrivez pas à signer ici? Ici là, là haut le blanc, le blanc là là, là, là.	

El intérprete como propulsor de la comunicación

Ya desde hace varias décadas, existía la preocupación por una interacción equilibrada en la interpretación. En un estudio de Prince (1986), se comprobó que existía una distribución asimétrica en el número de preguntas que buscaban información. Este estudio probó que los intérpretes solo iniciaron un 1 % de las preguntas, mientras que ellos mismos contestaban algunas preguntas (en lugar del médico) o no hacían una traducción exacta o no la completaban. Sin embargo, cada vez más se presencia cómo el intérprete adopta este papel de propulsor de la comunicación. En este rol, el intérprete completa el discurso del médico realizando preguntas para obtener más información sobre el tema que se está tratando. Este papel activo del intérprete también podría considerarse como una intromisión en el trabajo del servicio público, pero no siempre lo es. Por el contrario, las preguntas realizadas sirven para completar el diagnóstico o para conocer cuál es el problema del usuario. Alguna de estas preguntas que el intérprete realiza por decisión propia se debe a la familiarización de dicho intérprete con la situación comunicativa.

Formular este tipo de preguntas no supone un obstáculo y puede ayudar a conseguir información adicional, necesaria, y en breve espacio de tiempo, ya que no se espera a la siguiente pregunta que va a formular el servicio público, sino que se añade justo después de interpretar lo que dice el paciente. Por ejemplo, en una llamada de emergencia en la que se necesitan datos sobre un coche, ante la pregunta "¿qué coche llevan?" y la respuesta del usuario con el modelo y el tipo de matrícula, el intérprete decide obtener más datos, en este caso el color, pues entiende que es un dato bastante importante para completar la descripción del vehículo y estima que es necesario y que puede ahorrar tiempo si no espera a que el servicio público lo pregunte.

Este deseo por obtener más datos se aprecia en la siguiente muestra. En este caso, el intérprete considera que preguntar al usuario si está de vacaciones o no puede ser un indicador para saber si tiene centro de salud asignado o debe acudir a una clínica privada:

Tabla 2. El intérprete como propulsor de la comunicación

Servicio Público (SP) – A	Intérprete (SP/EN) – B	Usuario (EN) – C
Vale pues entonces viene el _____ se hace la la próxima el control del sintrom y ya la siguiente se normalmente se hacen en el centro de salud yo no sé si él al tenerlo privado.		
	Vale **ahora le preguntaré si está de vacaciones o qué.** Are you here on holidays?	
		No.
	You live here?	
		Yeah.

Aunque este tipo de petición de información de cierta forma improvisada puede ser conveniente, no siempre es fácil hacer las averiguaciones que se pretenden obtener. A continuación, observamos en la siguiente muestra la conversación con un paciente que, por su condición, o en algunos casos situación de exclusión social, no está en condiciones de dar respuestas coherentes a preguntas que requieren una respuesta más elaborada. De ahí que el intérprete formule las preguntas de tal forma que obtenga respuestas claras. En este caso, el intérprete comprueba que a la pregunta "¿vive solo?", el paciente no es capaz de responder y es por ello que le realiza preguntas donde solo tenga que contestar "sí" o "no".

Tabla 3. El intérprete como propulsor de la comunicación

Intérprete (SP/EN) – B	Usuario (EN) – C
Can I just ask you if you **are on your own? You live alone?**	
	I don't know what you say.
Yes you do, sometimes you understand me sometimes you don't, are you on your own? **Do you have a wife? You have a wife with you.**	
	[…] Yes I have.
You have. Is she with you?	

Y en las siguientes muestras también se observa como el intérprete sigue actuando en su papel de facilitador de la comunicación, realizando preguntas para una completa comprensión del mensaje:

Tabla 4. El intérprete como propulsor de la comunicación

Intérprete (SP/EN) – B	Usuario (EN) – C
Ok to start with she is just resting for today so whenever she goes home she should be able to go normally like in a normal car.	
	But she does not drive and her scooter is finished.
Ah dice que ya no conduce entonces ellos… **you don't have a car here?**	
	No.
	[…] Ok and my second question is how do we how do we get in Spain a wheelchair?
¿Cómo pueden conseguir una silla de ruedas? **¿Que pueden cogerla de aquí? ¿Por la seguridad social?**	

En esta última parte, el intérprete necesita aclarar una duda del usuario, en lugar de realizar una traducción literal "¿Cómo podemos conseguir una silla de ruedas en España?", transmite la pregunta utilizando ejemplos "¿en el hospital?", "¿a través de la seguridad social?" de forma que emplea estrategias para explicitar la información solicitada.

En la siguiente muestra, el intérprete prosigue con su papel activo y ayuda a obtener información del paciente. En este caso, intenta saber cuánto tiempo lleva sin fumar y como las respuestas son demasiado vagas, el intérprete ofrece opciones para ayudar al usuario a proporcionar una fecha más exacta:

Tabla 5. El intérprete como propulsor de la comunicación

Servicio Público (SP) – A	Intérprete (SP/EN) – B	Usuario (EN) – C
¿Qué tiempo lleva sin fumar?		
	How long do you not smoke?	
		Not very.
	Not long time.	
		No.
	A week two weeks…	
		Months, about three months.

El intérprete completa el discurso del servicio público asumiendo este papel de "propulsor" de la comunicación, una vez más, guiado por su familiarización con la información que se está tratando. En la siguiente conversación, el intérprete reconoce el medicamento que tiene que adquirir el paciente y así se lo comunica a la enfermera, completando las instrucciones que ella está proporcionando:

Tabla 6. El intérprete como propulsor de la comunicación

Servicio Público (SP) – A	Intérprete (SP/EN) – B
Es muy importante que lo haga bien.	
	Ja.
Tiene que comprar esto.	
	Ah sí, el **casenglicol** sí.

El intérprete como portavoz del servicio público

La muestra analizada a continuación representa una situación muy común en las interpretaciones cara a cara: el intérprete, a solas con el usuario, transmite las palabras del servicio público, pero sin estar este presente, o estando presente, pero habiéndole transmitido el discurso al intérprete antes, desempeñando una labor de portavoz.

Dicho papel de portavoz es bastante común en el corpus de la presente investigación, especialmente en el procedimiento hospitalario denominado "informe de alta médica". El paciente es dado de alta y la enfermera o el médico le transmite una serie de recomendaciones que también aparecen en un documento por escrito, el citado informe, que se le proporciona al paciente.

El intérprete se dispone a explicarle el informe de alta realizando una traducción a la vista, estando en este caso la enfermera presente. Lo correcto hubiera sido que cada indicación hubiera sido dada por la enfermera e interpretada a través del intérprete.

Tabla 7. El intérprete como portavoz del servicio público

Servicio Público (SP) – A	Intérprete (SP/EN) – B	Usuario (EN) – C
Eh aquí tengo el informe de alta ¿vale? aquí viene todo lo que le han hecho, el diagnóstico.		
	This is your medical report to go home with.	
		Aham.
	Your diagnosis everything else and this is your treatment.	
		Alright. So I take this to my doctor. Do I?
	You can take it you've got two here. One for you and one for your doctor. Eh his diet should be…	

El intérprete, que se siente muy familiarizado con este tipo de situaciones habituales en su trabajo, sabe que una copia es para el usuario, y empieza a realizar una traducción a la vista del informe de alta.

También suele ocurrir que la enfermera le explica las recomendaciones al alta al intérprete, en lugar de hacerlo al usuario a través del intérprete. El intérprete realiza ciertas preguntas a la enfermera para resolver sus dudas respecto a la información que está recibiendo. Por ejemplo, el lugar donde tiene que llevar el paciente la documentación:

Tabla 8. El intérprete como portavoz del servicio público

Servicio Público (SP) – A	Intérprete (SP/EN) – B
Luego del resto de la medicación tiene aquí la receta pero hay un suplemento dietético que es el Nutricón que necesita un visado que está aquí.	
	¿Esto donde lo tiene que llevar? ¿Al centro de salud?
Al centro de salud y el centro de salud la inspectora médica le sella la receta para que pueda sacarlo.	

Le ayuda a completar la información sirviéndose del papel que el intérprete tiene en sus manos, y también se involucra en el proceso de ayudar al paciente para tramitar la ambulancia mediante la frase "¿cómo lo hacemos?":

Tabla 9. El intérprete como portavoz del servicio público

Servicio Público (SP) – A	Intérprete (SP/EN) – B
[…] Y nada más eh tiene que venir al hospital de día tiene cita el día.	
	11 de octubre.
11 de octubre a las 2 tiene que traerle.	
	¿Y la ambulancia la tiene cursada para esto?
La ambulancia está cursada para el alta ahora mismo.	
	¿Pero para el día 11?
No. Para el día 11 no sé.	
	¿Cómo lo hacemos?

No obstante, existen situaciones que requieren mucha atención como la siguiente donde también se presenta el caso en el que la enfermera ya le ha explicado todas las pautas al intérprete y este se las transmite después al paciente. Se trata de instrucciones importantes por lo delicado del caso y las instrucciones van cargadas de información delicada como "careful to keep it sterile" (cuidado con mantenerlo estéril), "empty the bag into the sink" (vacíe la bolsa en el lavabo). Ante la necesidad de transmitir esta información con la mayor claridad posible, tener presente a la enfermera y haber ido interpretando paso por paso debería de haber sido la situación idónea (Parrilla Gómez & Postigo Pinazo, 2018, pág. 269).

En este tipo de situaciones en las que el intérprete se encuentra solo con el usuario y desempeña el papel de portavoz del servicio público puede llevar a ciertas dificultades, como por ejemplo, que se queden preguntas sin contestar o que tenga que localizar al médico o enfermera para pedir aclaración.

Lo podemos observar en el fragmento que aparece a continuación. El paciente manifiesta que su problema está localizado en la pierna izquierda, pero el intérprete al estar leyendo el informe de alta médica dice que ahí no lo especifica, pero que la enfermera no estaba segura y que va a comprobarlo cuando salga mediante la frase "I check with her on my way out" (lo comprobaré con ella cuando salga). Después le explica lo que es sintrom ("which is an antiocoagulant"). También el intérprete se pregunta si le han dado ya alguna de estas pastillas, pero como la enfermera no está presente en la habitación, también tendrá que preguntárselo después tal como le comunica mediante la frase "I will check on that with the nurse as well" (también lo comprobaré con la enfermera). Termina dando su opinión sobre cuándo se toman normalmente estas pastillas ("Normally they give it in the afternoons"), pero como no está presente ningún miembro del personal, también tendrá que preguntarlo cuando venga el médico. Finalmente, le da su opinión sobre lo que podrá ocurrir al final del tratamiento con la frase "so it could be that you continue on half of the tablets" ("puede que continúe con media pastilla"):

Tabla 10. El intérprete como portavoz del servicio público

Intérprete (SP/EN) – B	Usuario (EN) – C
You've got that in both legs?	
	Left leg.
It doesn't specify here but the nurse seems to think it is in both legs.	
	No.
No? **I check with her on my way out.** It doesn't say here.	
	Aham.
But she seems to think that. Anyway you are going to have sintrom **which is an anticoagulant. The tablets** you've got to buy them I don't know whether they have actually given it to you today already or not.	
	No.

Tabla 10. Continuación

Intérprete (SP/EN) – B	Usuario (EN) – C
I will check on that with the nurse as well.	
	Thank you.
Normally they give it in the afternoons but I will check with the nurse so anyway it's half today half tomorrow half on Thursday and then Friday you come for the control.	
	I see.
Ok **so it could be that you continue on half of the tablets.**	

El intérprete asume el papel del profesional sanitario

El papel activo del intérprete puede asemejarse al del profesional sanitario, pues también se realiza preguntas a sí mismo, se cuestiona información y sugiere medidas de actuación. La complejidad de una interacción en el contexto médico se basa en que el intérprete tiene que unir las comunidades culturales con la del proveedor (y de la medicina) y el paciente, no solo interpretando, sino contestando a preguntas que puedan surgir entre ambos (Angelelli, 2012, pág. 436), es por ello que a veces se siente en la necesidad de proporcionar él mismo una respuesta.

Lo observamos en la siguiente muestra en la que enfermera e intérprete intercambian información para averiguar qué medicación estaba tomando el paciente antes de llegar al hospital. La conversación prosigue y el paciente sigue sin recordar el nombre de las pastillas a las que llama "adelgazante de sangre", y el intérprete intenta pensar a qué se refiere con esa descripción (acción que debería ser del médico):

Tabla 11. El intérprete asume el papel del profesional sanitario

Servicio Público (SP) – A	Intérprete (SP/EN) – B	Usuario (EN) – C
	Pero él sigue insistiendo en que él toma algo, algún adelgazante de la sangre como dice él. **Qué será…**	
Sí es es tipo sintrom es que…		
	Do you… You don't remember the name do you?	
		I don't really don't know.

El usuario piensa que algún familiar puede buscar el nombre de las pastillas en casa y llamar por teléfono al hospital. La intérprete, siguiendo con su papel activo, intenta pensar en una opción. En este caso, que llamen al hospital antes de que el médico se haya ido a casa. Ella misma le pregunta al médico a qué hora se marcha para ver si se puede conocer el nombre de las pastillas antes de que se vaya del trabajo:

Tabla 12. El intérprete asume el papel del profesional sanitario

Servicio Público (SP) – A	Intérprete (SP/EN) – B	Usuario (EN) – C
		XXX to ring you back later? When I go home. They cannot be contacted anymore.
	[...] una cosa ¿**tú cuando te marchas de turno? ¿A las tres?**	
A las tres.		
	A las tres este señor no llega a su casa para las tres.	
No, qué va.		

La intérprete sigue mostrando su papel activo intentando resolver el problema con la medicación, muestra su opinión con la frase "claro, claro, eso es muy aventurado":

Tabla 13. El intérprete asume el papel del profesional sanitario

Servicio Público (SP) – A	Intérprete (SP/EN) – B	Usuario (EN) – C
		It began with an "s".
Tromalit? [...] El tromalit de 150 es así es roja y blanca pero claro es que eso es una...		
	Claro eso es muy aventurado.	

Y termina dando su opinión sobre lo sucedido, sugiriendo que al paciente le han proporcionado una aspirina y que quizás a eso le llame él *blood thinner* (adelgazante de sangre):

Tabla 14. El intérprete asume el papel del profesional sanitario

Servicio Público (SP) – A	Intérprete (SP/EN) – B	Usuario (EN) – C
	No pero él me ha dicho blood thinner.	
Claro por eso entonces ahí está la duda…		
	Pero claro igual a él **le han dado la aspirina esta** y se lo han explicado así.	

Aquí la intérprete se ha posicionado al nivel de experto, en paralelo con el médico, como si fuera un colega de profesión del facultativo, incluso no haciendo partícipe al usuario de lo que estaban hablando, información que tendría que haberse ido transmitiendo al paciente mientras se estaba debatiendo.

Para finalizar esta conversación, la intérprete vuelve a hacer partícipe al usuario y le explica que, si realmente es un adelgazante de sangre lo que está tomando, que tiene que tener un cierto tipo de control porque está en juego su salud, una vez más, dando su opinión médica al paciente:

Tabla 15. El intérprete asume el papel del profesional sanitario

Servicio Público (SP) – A	Intérprete (SP/EN) – B	Usuario (EN) – C
	If it is really a blood thinner one of the names she's mentioned. **Then you need a certain type of control.**	
		I understand.
	Ok so I mean you're playing safe. And it's your health. You know that better.	

En la siguiente conversación, el intérprete es el que le pregunta al médico si no han hablado con el familiar del paciente (¿no has hablado con su marido?), demostrando que es él el que organiza la conversación:

74 CONSIDERACIONES PARA LA FORMACIÓN DE INTÉRPRETES

Tabla 16. El intérprete asume el papel del profesional sanitario

Servicio Público (SP) – A	Intérprete (SP/EN) – B	Usuario (EN) – C
		So I fall. I think I need my husband to explain.
	Alright. You don't remember?	
		I remember I fall […] and eh my husband said eh XXX like a doctor eh XXX helicopter.
	(…) Okay ¿**no has hablado con su marido?**	
No, su marido no me ha llamado no ha venido esta mañana.		
	He says he is not here at moment. Are you sure?	
		Aham.
	He's not here. Is he coming later?	

A continuación, se observa una situación similar en la que el intérprete le pregunta al médico si le han realizado una biopsia para confirmar el mensaje que le está trasmitiendo al paciente (información que no había sido facilitada por el médico):

Tabla 17. El intérprete asume el papel del profesional sanitario

Servicio Público (SP) – A	Intérprete (SP/EN) – B
	The bladder alright, and this is alright, so what they're going to do now is to give you, you know medication. We need to help you with that and they will give you the results of what they did. They will phone you, alright? To tell you what the results are because **they did take a biopsy ¿no? ¿Han hecho una biopsia o algo así?**
Sí.	
	Yeah. They did a biopsy to see if everything is alright so the hospital will phone you with the results.

El papel durante la interpretación 75

Los intérpretes que trabajan en el contexto médico podrían dejarse llevar por su conocimiento de ciertos protocolos, tratamientos, técnicas y procedimientos para explicar ellos mismos el procedimiento a los pacientes.

A continuación, se puede observar como el intérprete, conocedor de la medicación que le van a prescribir, le describe las indicaciones de la misma:

Tabla 18. El intérprete asume el papel del profesional sanitario

Servicio Público (SP) – A	Intérprete (SP/EN) – B
Que tiene las piernas muy edematizadas.	
	Ok alright, **she's going to put in Seguril which is a medication** to look after your legs. They're very swollen yeah?

Y también se ha observado cómo describe procedimientos, en este caso, qué significa "hacer un contraste":

Tabla 19. El intérprete asume el papel del profesional sanitario

Intérprete (SP/EN) – B	Usuario (EN) – C
Has he ever been done any test involving **dying contrast? You know the inj the like eh ink and then they do an X-ray** […] And then you need to say if you consent or not to have this contrast. It's like an ink in the vein and then when you have the X-ray they can see it better.	
	Ok.
So you have to say yes or no if you give permission to have that injected.	

En la siguiente situación, el intérprete se dispone a describir un proceso que conoce él mismo:

Tabla 20. El intérprete asume el papel del profesional sanitario

Intérprete (EN/SP) – B	Usuario (EN) – C
Eh is **you know what an endoscopy is in the tube there is a camera, they go through your mouth in a in a in a XXX** […] **and it comes through here through the throat and it goes down through your stomach, and they will see if the** stones are in the bile duct or if the gallbladder and if they are small ones and easy to remove they will do it at the same time.	
	(Relative) XXX in the duct.
Or also inside eh gallbladder, if they are easy to find and not big ones because the very very big ones they can't get them out, but if they are small ones and easy reach at the same moment they will try to remove them. That will be the best because they don't have to cut it or anything, no operation, nothing.	
	(Relative) No.
And they day after you will be perfect. If they are big stones, that's different. Then, he will tell you if you need an operation or whatever but very often it's only small ones and they can sort the problem with this.	

La seguridad con la que cuenta el intérprete a veces le lleva a corregir incluso al propio usuario, cuyo nivel de especialización puede ser menor. Por ejemplo, en la siguiente situación el paciente le dice al intérprete que le han dicho que van a hacerle una *colostomy* (colostomía, abocar el colón al exterior) pero el intérprete le corrige preguntándole si se refiere a una *colonoscopy* (colonoscopia, procedimiento por el cual a través de una sonda se visualiza el colon):

Tabla 21. El intérprete asume el papel del profesional sanitario

Intérprete (EN/SP) – B	Usuario (EN) – C
	They told me I should have a **colostomy.**
Colonoscopy?	
	Colonoscopy yeah.

En este caso, el intérprete está ofreciendo una explicación del proceso que conlleva una endoscopia, pero también el de una colangiografía pancreática retrógrada endoscópica (CPRE) que le fue explicado al principio de la consulta por parte del médico. El intérprete tendría que haber ido interpretando a la vez que el médico le transmitía la información y no haber recogido toda la información y transmitírsela después. La conversación prosigue y el intérprete sigue proporcionando información sobre el proceso: qué le van a decir ese día (*they will tell you swallow, swallow*), si va a tener dolor (*you won't feel any pain*) o dónde le van a realizar la prueba (*I think it's done in the department of endoscopy*). Mucha de esta información es conocida, porque ya ha estado presente como intérprete en estas pruebas o porque él mismo las ha experimentado, o algún familiar o persona cercana ha tenido que hacerlo:

Tabla 22. El intérprete asume el papel del profesional sanitario

Intérprete (EN/SP) – B	Usuario (EN) – C
[…] It's done in eh not even in a theater. **I think it's done in department of endoscopy.** I think all the things are written in here […] Yeah so you are going to have a sort of sedation, not a full anesthesia.	
	(Relative) Yeah.
Just **they will tell you "swallow" and things like that but you won't feel pain** just a little bit uncomfort perhaps because it goes down your throat **and the next day sometimes you have a little bit of sore throat**, but it's nothing if they can remove the stones perfect.	

Muchas veces, el desconocimiento de temas médicos hace que el intérprete realice preguntas al paciente, pero en ocasiones no es necesario, pues el médico conoce el término en inglés y entiende lo que el paciente quiere decir. A continuación, el familiar del paciente comenta que su marido ha sido diagnosticado con temblor esencial benigno, *benign essential tremors,* y que no se trata de la enfermedad de Parkinson. El intérprete, que desconoce su equivalencia en español y qué tipo de enfermedad es, y que ha escuchado el término Parkinson, cree que necesita más información y pregunta si se parece al Parkinson, y el médico, que ha entendido el término inglés de la enfermedad, interrumpe al intérprete proporcionando la equivalencia correcta en español que es "temblor esencial":

Tabla 23. El intérprete asume el papel del profesional sanitario

Servicio Público (SP) – A	Intérprete (SP/EN) – B	Usuario (EN) – C
		(Relative) Yes, he has not here. Eh he has… essential tremors, in England it is called benign essential tremor not Parkinson, it is hereditary.
	But it's not like Parkinson isn't it?	
		(Relative) It is similar but it is not Parkinson is…
Temblor esencial.		
	Yeah, yeah.	

O en otros casos, el médico aclara esa duda médica que pudiera tener el intérprete. En la siguiente conversación, el médico está describiéndole al intérprete la prueba, el intérprete le pregunta si es como una colonoscopia, pero el médico le especifica que se trata de una toracoscopia:

Tabla 24. El intérprete asume el papel del profesional sanitario

Servicio Público (SP) – A	Intérprete (SP/EN) – B
Y si aparece de nuevo el líquido entonces ya hay que hacer eh otra prueba.	
	Mmmm.
Que consiste en coger una biopsia desde dentro pero en quirófano.	
	Ya como una colonoscopia o algo.
Es una toracoscopia se llama.	

El intérprete prosigue, involucrando al paciente en la conversación mediante la pregunta "do you know why?" (¿Sabe por qué?):

Tabla 25. El intérprete asume el papel del profesional sanitario

Servicio Público (SP) – A	Intérprete (SP/EN) – B	Usuario (EN) – C
¿Vale? que le hemos encontrado en las radiografías una fractura de la clavícula.		
	He said they found when they did the X-ray, they found a fracture here. **Do you know why?**	

Sin embargo, al proseguir la conversación y el intérprete verse más implicado dentro del estado de salud de este paciente, omite una parte importante del mensaje "en función de cómo vengan los análisis… si hay que transfundirle" y realiza una pregunta que el usuario no ha formulado sobre lo que va a pasar con la fractura:

Tabla 26. El intérprete asume el papel del profesional sanitario

Servicio Público (SP) – A	Intérprete (SP/EN) – B
Del atropello ¿vale? y ya está que luego la informaremos en función de cómo vengan **los análisis y las cosas que le vamos a hacer si hay que transfundirle** pues la llamaremos para que dé el consentimiento.	
	¿Y con lo de la fractura?
Eso no hay que operarlo ni nada, eso ya le ponemos tratamiento.	
	Ok.

A veces, el intérprete responde con una afirmación, "yeah", corroborando la información al paciente sobre preguntas que éste hace sobre su estado de salud sin habérselas transmitido al médico previamente:

Tabla 27. El intérprete asume el papel del profesional sanitario

Servicio Público (SP) – A	Intérprete (SP/EN) – B	Usuario (EN) – C
		Right, I mean, this breathing problem as they call it is inherited from my original heart condition.
	Yeah sure.	
		(Relative) So would he have to see the cardiologist that prescribed him medicines for his breathing?
	No no no what the nurse is just saying is that the GP that you see at the health center has got to control this condition because if he drinks a lot of water, which he's got to do for the kidneys, it will make the breathing worse. So this is why it's got to be controlled very well.	

Sin embargo, tras otra pregunta sobre si necesitan concertar una visita con el cardiólogo para el problema respiratorio, el intérprete aclara esta cuestión (porque previamente había sido transmitida esta información por parte del médico). No obstante, debería de ser el médico el que aclarase las dudas y no el intérprete.

El hecho de que sea el intérprete el que adopte el papel de médico en esta conversación puede verse en el siguiente extracto, cuando sigue respondiendo a preguntas que formula el paciente, pero esta vez, no estando seguro de si su respuesta es exacta, añade la frase: "I think you're supposed to…" (Creo que tienes que…):

Tabla 28. El intérprete asume el papel del profesional sanitario

Servicio Público (SP) – A	Intérprete (SP/EN) – B	Usuario (EN) – C
		(Relative) So does that mean that in the next five days we've got to see our GP as well?
	I think you're supposed to see the GP when you you're finished here, yeah, you can make an appointment as soon as possible. Give him the copy because then he knows what's going on, yeah?	

En todos estos ejemplos se ha podido observar cómo adoptar un papel activo puede ser perjudicial para el paciente, pues se corre el riesgo de realizar omisiones, de no transmitir la información exacta y, sobre todo, de desempeñar tareas que no son las propias del intérprete. La adopción de este papel se observó principalmente entre el personal voluntario.

A veces, las sugerencias del intérprete influyen en el cambio de planes del paciente. En la siguiente conversación, el paciente afirma que tiene un billete para volver a Inglaterra en una fecha cercana y el intérprete le insiste en que tendrá que cambiarlo con la frase "You'll have to change it" y sigue repitiendo la idea mediante la frase "I think you will have to change your flight" en la que aparece su propia opinión:

Tabla 29. El intérprete asume el papel del profesional sanitario

Intérprete (SP/EN) – B	Usuario (EN) – C
	I thought I should go to England Thursday but we have to get the flight changed.
Well today is a Tuesday. **You'll have to change it** eh because today is Tuesday.	
	Yeah.
You're going to be here three more days. **I think you will have to change your flight.**	

Aunque también observamos casos en los que el intérprete no contesta a preguntas que formula al paciente, incluso le especifica que la persona con la que está hablando es la trabajadora social y que es al médico a quién tiene que preguntarle sus dudas:

Tabla 30. El intérprete asume el papel del profesional sanitario

Servicio Público (SP) – A	Intérprete (SP/EN) – B	Usuario (EN) – C
		(Relative) Can she put weight on it?
Sí sí.	A ver ¿si puede poner peso sobre la pierna? **Those are things you will have to ask the doctor.** Eso tendría que preguntar al médico ¿verdad?	
		(Relative) She has a physio and she wants to know…
	Those are questions that you have to ask the doctor. She is the social worker, she is the person that is worried about how you are going to go home once you leave the hospital.	

Sin embargo, finaliza la conversación sugiriendo a la trabajadora social una pregunta "¿les preguntamos el horario?", esta vez pidiendo permiso a la misma antes de formulársela al paciente:

Tabla 31. El intérprete asume el papel del profesional sanitario

Servicio Público (SP) – A	Intérprete (SP/EN) – B	Usuario (EN) – C
Sí porque…	Tiene una persona que viene a las noches y tiene una persona que viene los fines de semana y que también la pagan **¿les preguntamos el horario?**	
	What is the timetable that this person you are paying 150 per week has?	
		(Relative) She comes at night.

Otra situación observada dentro del cambio de roles del intérprete es cuando el intérprete intenta dar sentido al mensaje que transmite un paciente que no emite mensajes coherentes (probablemente por su estado de salud). En este caso, el intérprete ante la pregunta del médico "pregúntele que le ha pasado para venir" no transmite dicha pregunta. Tampoco es fiel al comentario del paciente cuando dice: "(my husband) he had been here all the time" (él ha estado aquí todo el tiempo). Y lo interpreta como "dice que su marido sabe lo que ha pasado" y añade su opinión personal, "pienso que está un poco confusa". Se refiere a que la paciente está confusa y es por ello que el mensaje que emite no es coherente (opinión y valoración que debería de haber transmitido el médico):

Tabla 32. El intérprete asume el papel del profesional sanitario

Servicio Público (SP) – A	Intérprete (SP/EN) – B	Usuario (EN) – C
Es que ha venido a la seis de la mañana y ahora a las ocho el marido no ha entrado […] Está en su casa ¿no?		
	Your husband is at home at the moment so…	
		Oh I see…yes […] He had been here all the time.
	Yeah…dice que su marido sabe lo que ha pasado…**pienso que es un poco confusa sobre esto.**	

Su participación a nivel experto en algunas conversaciones puede llegar a causar confusión al personal médico como es en el siguiente caso. Aquí, la enfermera está transmitiendo una serie de indicaciones para el paciente como es "pedir cita para neumología y para digestivo". El intérprete la interrumpe para decirle que no es para el especialista del aparato digestivo, sino para el especialista en urología. La enfermera le corrige y dice que es para "digestivo", pero el intérprete insiste diciendo "el médico ha dicho urólogo". Esta información pone a la enfermera en situación de duda de lo que conoce sobre el paciente, sobre todo porque afirma que el médico "ha dicho el digestivo". Puede que el intérprete hubiera entendido mal y en este caso su interferencia pueda causar un error en las pautas que se le van a transmitir al paciente o puede que lo entendiera bien y la enfermera estuviera equivocada, pero en este caso, el intérprete no debería afirmar contundentemente que el médico también le ha pedido una cita con el urólogo, sino mostrarse más cauto "creo que el médico ha dicho urólogo, pero sería mejor que lo comprobase", por ejemplo:

Tabla 33. El intérprete asume el papel del profesional sanitario

Servicio Público (SP) – A	Intérprete (SP/EN) – B
Y que van a ser citados tiene que pedir cita para neumología y para…	
Y digestivo.	Y para urólogo.
No, no, digestivo	
	Ah digestivo. **Porque también el médico ha dicho urólogo.**
¿Urólogo también?	
	Yeah.
A mí me ha dicho el digestivo.	

A veces, el papel activo del intérprete puede ayudar en la construcción de la conversación, como es el caso que explica Angelelli en el que un intérprete es el encargado de explicar una escala de valor del dolor que puede ser distinta en la cultura del paciente (Angelelli, 2012, pág. 437). Ante la importancia de este rol, es necesario incluir y explorar la responsabilidad y el poder que tienen los intérpretes médicos y mostrárselo a los estudiantes durante sus años de formación (Angelelli, 2012, pág. 443), pero también es necesario tener en cuenta el papel que asume el intérprete como profesional cuando trabaja en el contexto biosanitario en situaciones reales como las analizadas para poder considerarlo durante la formación y transmitir la importancia de este papel y las posibles consecuencias que puede acarrear.

El intérprete asume el papel del amigo del usuario
El intérprete nunca debe posicionarse del lado del paciente o del servicio público. Sin embargo, en algunas ocasiones, el ambiente distendido de la comunicación hace que el tono de la conversación sea más relajado y el intérprete realice comentarios para acercarse más al usuario.

En los siguientes ejemplos vemos como el intérprete se acerca más al papel de "amigo" que al de profesional de la comunicación lingüística y cultural, y muestra cercanía hacia el usuario:

Tabla 34. El intérprete como amigo del usuario

Servicio Público (SP) – A	Intérprete (SP/EN) – B	Usuario (EN) – C
Que están evolucionando dentro de lo normal para un neonato.		
	Yes ¿**Cuánto prematura eran?**	
33 semanas tienen, han venido casi cuatro semanas antes de lo normal.		
	Este they are premature so it is completely normal.	
		Ahm.
	They are feeding well then.	
		I know, I feed them while I am here.

En esta situación la intérprete formula una pregunta sobre cómo de prematuros eran los bebés, pregunta que realiza por su propio interés y que el usuario no ha formulado. En este escenario de amigabilidad, el intérprete se relaja y omite información esencial, por un lado no interpreta hacia el inglés la pregunta que ella misma ha formulado al médico, el mensaje de que está evolucionando dentro de lo normal para un neonato (no un bebé que nace a los nueve meses de gestación) es interpretado como "son prematuras y es completamente normal", y la intérprete termina formulando otra pregunta que ella misma tiene curiosidad por saber diciendo "they are feeding well then" (se están alimentando bien ¿no?).

La conversación sigue y la intérprete continúa formulando preguntas que el médico no ha hecho, como la pregunta relativa al hecho de si están de vacaciones, y al final el usuario le cuenta sus problemas para organizarse y para buscar un hotel porque la madre no va a irse a casa y dejar a los bebés en el hospital:

Tabla 35. El intérprete como amigo del usuario

Servicio Público (SP) – A	Intérprete (SP/EN) – B	Usuario (EN) – C
		Yo no tengo, no tengo problema solo eh hacer una plana para mujer para uno hotel.
	Are you on holidays?	
		No, no, I live here I live in _____ and I work in _____ And I am trying to get everything all together.
	To carry on XXX everything.	
		So if I have to but she won't leave the two babies.

Este papel de amigo también se puede observar en la siguiente muestra. El médico le comunica al paciente que durante dos o tres semanas no podrá apoyar el pie e, inmediatamente, el intérprete, preocupado, le pregunta si tiene a alguien que pueda ayudarle:

Tabla 36. El intérprete como amigo del usuario

Servicio Público (SP) – A	Intérprete (SP/EN) – B	Usuario (EN) – C
Dile que al menos durante un par de semanas o tres.		
	For about two or three weeks you won't be able to put your feet on the ground. **Have you got somebody to help you? At home?**	
		No I don't know.
	You have nobody?	
		No.
	Que no que no tiene nadie que le ayude.	

En ciertas situaciones, posicionarse a nivel del paciente, adoptando el papel de amigo, es una estrategia que puede tranquilizar al usuario pero que conlleva riesgos según la situación. En el siguiente caso, la cercanía del intérprete no supone ningún obstáculo para la comunicación ni pone en peligro la neutralidad del intérprete. La intérprete inicia la conversación con este paciente que está desorientado utilizando palabras tranquilizadoras: "That's alright, don't get scared, that's alright" (todo va ir bien, no te preocupes, todo está bien).

Tabla 37. El intérprete como amigo del usuario

Servicio Público (SP) – A	Intérprete (SP/EN) – B	Usuario (EN) – C
	That's alright don't get scared, that's alright.	
		Telephone.
	No, no the social worker would like to speak to you. I understand that you speak English.	

Este interés por tranquilizar al paciente también se muestra en la manera de transmitir la información por parte del intérprete. En esta parte de la conversación, la intérprete emite frases sencillas, haciendo partícipe al paciente y realizando preguntas para asegurarse de que este va siguiendo la conversación: "You know that you have five you broke your hip you know that?" (Sabe que tiene cinco se rompió la cadera, ¿lo sabe?), en lugar de "se ha roto la cadera". También añade palabras de ánimo "everything is fine" (todo está bien) y repite varias veces ese tono de aliento en las frases que va pronunciando como "the operation went on very well" (la operación fue muy bien) y termina mostrándole la preocupación por saber cómo va a valerse por sí mismo en casa. Mientras que la trabajadora social informa de que tal vez cuando le den el alta y se vaya a casa no pueda caminar. La intérprete, para mostrarse cercana y preocupada por su estado de salud, le transmite "the doctor is very worried thinking who is going to look after you" (el médico está muy preocupado pensando quién va a cuidar de ti):

Tabla 38. El intérprete como amigo del usuario

Servicio Público (SP) – A	Intérprete (SP/EN) – B	Usuario (EN) – C
Vale entonces eh él sabe que se ha roto una cadera, que le han operado y que probablemente el médico cuando vaya a darle de alta porque la operación ha ido muy bien le quiera mandar a casa pero que tal vez no pueda caminar todavía en ese momento.		
	You know that you have five you broke your hip, you know that?	
		Yes.
	And that they have operated you and the operation went very well, **everything is fine** but she says…	
		XXX
	She… the operation went on very well.	
		Yeah?
	You were operated you can't remember and the operation went on very well but whenever you are ready to go home, the **doctor is very worried thinking who is going to look after you** because you won't be able to walk on that leg, is that right?	

En ciertos momentos en los que el paciente se encuentra deprimido o triste, el intérprete intenta transmitirle palabras de ánimo, como ocurre en la siguiente conversación. La intérprete para tranquilizarla le dice qué haría si ella estuviera en su lugar: "if I were you, I would come round in the morning and when the doctor who's looking after your mother comes around and see what he says", (si yo fuera usted, vendría por la mañana y cuando el médico que está cuidando de su madre venga, vería lo que él dice), y termina la conversación dándole consejos sobre cómo debe proceder mientras está en el hospital: "make sure that you put on a gown" (asegúrese de que lleva una bata) y "If I were you I would wear gloves as well" (si fuera usted, llevaría guantes también):

Tabla 39. El intérprete como amigo del usuario

Intérprete (SP/EN) – B	Usuario (EN) – C
	No, no. I don't know if it's psychological because XXX
It could be because you're worried you're in there vulnerable.	
	(El familiar empieza a llorar)
Try to take it easy, try not to worry and **if I were you, I would come round in the morning and when the doctor, who's looking after your mother comes around… And see what he says**, if he thinks that you are at risk then he will tell you what to do, where to go, yeah? It will be better […] But in the meantime **make sure that you put on a gown**, yeah? And if I **I were you I would wear gloves as well**. Just to make sure.	

Proporcionar consejos ha sido una técnica que se ha observado en este corpus, sobre todo para posicionarse al lado del paciente y mostrar cercanía.

El paciente a veces realiza comentarios o produce frases en una conversación paralela con el intérprete, que no van dirigidas al personal sanitario, y en ese momento el intérprete le proporciona su consejo. Aquí el paciente comenta un problema médico que él tiene y opina que quizás no debería de habérselo dicho porque no tiene nada que ver, pero el intérprete aporta su opinión y le proporciona el consejo de que debe contarlo absolutamente todo, "you should tell the doctor absolutely everything":

Tabla 40. El intérprete como amigo del usuario

Servicio Público (SP) – A	Intérprete (SP/EN) – B	Usuario (EN) – C
	Dice que olvidó decir que uno de sus testículos está muy hinchado y lleno lleno de líquido.	

(continuado)

Tabla 40. Continuación

Servicio Público (SP) – A	Intérprete (SP/EN) – B	Usuario (EN) – C
Voy a coger un guante y los vemos.		
		(Relative) It doesn't have anything to do about that.
	Yes yes but **you should tell the doctor absolutely everything.**	
		(Relative) Yeah I only just thought of that one.
	Absolutely everything.	

La experiencia personal del intérprete también influye a la hora de proporcionar consejos. Por ejemplo, las horas en las que debe intentar ponerse en contacto con el hospital, porque el intérprete conoce el mejor momento y, según dice, tiene experiencias similares con otros pacientes: "I've done it sometimes for other people" (lo he hecho a veces para otras personas):

Tabla 41. El intérprete como amigo del usuario

Intérprete (SP/EN) – B	Usuario (EN) – C
	Yeah, I you know, I tried to ring this hospital a couple of weeks ago and you can't never get through them at all.
Yes, yes you can. Look. Try between three and four o'clock, that's a good time. **I've done it sometimes for other people.**	

A veces, ciertos comentarios podrían ayudar en momentos críticos en los que el paciente pueda encontrarse. En el siguiente ejemplo, la intérprete intenta crear un ambiente distendido antes de comenzar la interpretación preguntándole de dónde es, y cuando le contesta, la intérprete le dice que ella quiere ir allí porque tiene amigos:

Tabla 42. El intérprete como amigo del usuario

Intérprete (SP/EN) – B	Usuario (EN) – C
Oh you're Swedish, from Stockholm? Or	
	Yes, from Stockholm.
Oh really. I have a really good friend who lives in Stockholm. **I'd like to go visit her because I want to see her**. So what happened to you my love?	

En la medicina occidental, generalmente se asocia el discurso médico a un marco biomédico que se basa principalmente en la salud como fenómeno biológico en el que al médico le interesa el problema del paciente, proporcionarle un diagnóstico y prescribirle un tratamiento. De esta forma se aleja este discurso de la teoría de la aproximación social. En este marco al paciente se le ve como una persona, adoptando tanto el médico como el intérprete un papel de persona interesada por la salud del paciente, que escucha, que entabla empatía. Por ello, es esta postura denominada *biomedical* la que genera la asimetría en el discurso entre médico y paciente (Mishler, 1984, pág. 9).

Aunque ambas posturas se centran en realizar preguntas, contestarlas y expresar reconocimiento, la aproximación biomédica utiliza un discurso centrado en la parte del cuerpo que necesita cura y aislar la enfermedad de la persona, mientras que la aproximación social se centra en el paciente, una persona con una vida y que en ese momento sufre una enfermedad (Cordella, 2004, pág. 25). Normalmente, el paciente utiliza la aproximación social mientras que el médico utiliza la biomédica.

Una de las funciones del intérprete es trasmitir seguridad al paciente, por ello utiliza frases para tranquilizar y transmitirle que está en buenas manos, como es la siguiente muestra donde encontramos la expresión estereotipada "you are on the best hands" (está en las mejores manos):

Tabla 43. El intérprete como amigo del usuario

Intérprete (SP/EN) – B
As everything in life, there is a little bit of risk but in case some problem XXX bleeding or whatever should…eh…stop. **You are on the best hands**. Your doctors are there and they can do immediate things to stop it so that's really everything. There's not much more. You take it or you leave it (risas). This is the easiest way to…

También se muestra la opinión personal del intérprete en la siguiente conversación, a la vez que proporciona un estereotipo sobre una nacionalidad "normal en los ingleses" (beber mucho té), mientras se ríe:

Tabla 44. El intérprete como amigo del usuario

Servicio Público (SP) – A	Intérprete (SP/EN) – B	Usuario (EN) – C
	Do you drink a lot of tea?	
How many cups?		
		Mmm…tres un día.
Vale. O sea que toma mucho té eh?		
	Normal en los ingleses (risa) Es muy normal.	

En el siguiente ejemplo, la nota de humor sirve para quitar seriedad al tema de las "heces". La intérprete entre risas le dice: "I know these things are awful" (sé que estas cosas son horrorosas) y que "nobody likes it" (a nadie le gustan):

Tabla 45. El intérprete como amigo del usuario

Intérprete (SP/EN) – B	Usuario (EN) – C
Oh yeah. **That's for the feces,** yeah…I **know these things are awful** (risas) you know them all you've done it before.	
	I know…but I didn't like it before and I…
No, nobody likes it but (risas).	

Este ambiente distendido también se observa en aquellas situaciones en las que el intérprete ya ha estado con el paciente, ha interpretado para él con anterioridad y se permite cierta cercanía que le permite bromear para que este se sienta cómodo. A continuación, se muestra un tipo de opinión/comentario que, aunque el intérprete esté presente en un ambiente distendido, conoce al paciente porque ya ha interpretado para él con anterioridad, debería abstenerse de hacerlos. En este caso, la intérprete le dice que su estado de salud es consecuencia del tabaco (comentario que no había sido proporcionado por el médico):

Tabla 46. El intérprete como amigo del usuario

Servicio Público (SP) – A	Intérprete (SP/EN) – B	Usuario (EN) – C
	That's the consequences all the smoking…now you have on the chest.	
		They never killed me.
	La mili no le ha matado.	
Le va a matar.		
	Pero le va a matar todo.	
Ok, espero que no.		
	No.	
		My wife?
	She should be back. Don't worry the doctor will speak to her later you know? Usted va a hablar con ella yeah so don't worry she XX she may be having a coffee or something.	

El paciente responde que nada le ha matado antes y la intérprete lo reformula "la mili no le ha matado", quiere decir que, si ha resistido a cosas peores, esta no va a matarlo. En esta situación, el intérprete además de mantener ese nivel de coloquialismos que utiliza el paciente, busca un equivalente en la cultura española, "mili", concepto que en español implicaba hace unas décadas un "proceso largo y duro", connotaciones que el término inglés *military service* que era elegido libremente por los ciudadanos, no tiene. Termina la conversación haciendo conjeturas sobre dónde puede estar su mujer diciendo "she may be having a coffee or something" (quizás esté tomando café o algo).

Tras analizar los ejemplos recopilados en este corpus, también se ha demostrado que se adopta el papel de amigo del usuario mediante la aparición de conversaciones paralelas que se producen entre el intérprete y el paciente, incluso estando presente el personal sanitario en la sala. De nuevo aparece el papel de amigo del paciente cuando la intérprete del fragmento siguiente se involucra en una conversación casi privada con el padre de los bebés, haciendo preguntas personales sobre los nombres de las niñas, comentando que lo han escrito mal en las cunas, que tienen hambre o incluso comenta que entiende la dificultad que tendrán los padres de ahora en adelante para criar a dos bebés al mismo tiempo:

Tabla 47. El intérprete como amigo del usuario

Servicio Público (SP) – A	Intérprete (SP/EN) – B	Usuario (EN) – C
	Yeah. Oh they are so sweet.	
		I know I know they are more XXX with them XXX everything is ok the feeding the drinking.
	_____is this one?	
		That's actually wrong. That should be _____.
	_____ and _____.	
		Well, that's actually spelt wrong as well so we don't worry about things like that.
	It's wrong. They spelt it wrong… so fast asleep XXX.	
		[…]They are automatic, three three o'clock they they awake for food.
	They are hungry.	
		Yeah…Every three hours are automatic… automático.
	It's hard work. I have friends who had family three years now and they are just gorgeous but the parents are…	
		That's a German accent you are XXX.
	Yeah […] So it's a lot of work coming to you.	
		No problem work. It's just planning. That's all.
	[…] Has she family to help her at home?	

Esta conversación se produjo con el pediatra presente y el intérprete (voluntario) en ese caso, se dejó llevar por la cercanía que estableció con el padre de los bebés, la disponibilidad de este padre por mantener una conversación y, sobre todo, el momento de felicidad que un nacimiento produce.

Este ejemplo muestra una práctica errónea que se produce en intérpretes sin formación que no consideran la importancia de no dejar una de las partes "incomunicada" sin ir transmitiendo lo que se comenta en esta conversación paralela y, sobre todo, como debe ser neutral y omitir opiniones personales.

A veces, esta conversación se produce por preguntas personales que realiza el usuario. Aquí el intérprete se encuentra entre la dicotomía de responder "lo siento, soy su intérprete y no puedo realizar comentarios personales" o contestar a dicha pregunta. En el caso que se muestra a continuación, al ser una simple pregunta sin consecuencias importantes, el intérprete, de forma correcta, contestó sobre su país de origen:

Tabla 48. El intérprete como amigo del usuario

Servicio Público (SP) – A	Intérprete (SP/EN) – B	Usuario (EN) – C
	(Preguntando a la enfermera) ¿Solo guantes y bata? ¿O tiene que llevar mascarilla también?	
Bata y guantes.		
	No, just gloves and eh gown.	
		Thank you very much, XXX Are you from the United States?
	No problem, XXX better, **no not from the United States, British.**	

En definitiva, la adopción del papel "amigo del usuario" es bastante común, tanto en el contexto biosanitario como en el de los servicios sociales, asociándolo a momentos distendidos, de amigabilidad, de cercanía hacia al usuario o para mostrar interés y preocupación por lo que le ocurre a dicho usuario.

El intérprete como mediador cultural
La labor del intérprete en el contexto hospitalario no se reduce a una mera transmisión del mensaje, sino que en muchas ocasiones tiene que proporcionar información adicional para facilitar el acceso a ciertos trámites, pues algunos usuarios no están familiarizados con el funcionamiento de ciertos servicios.

Lo mismo ocurre con la forma de concertar citas médicas, procedimiento desconocido para muchos pacientes. En la misma conversación, el médico da por hecho que el intérprete va a realizar esa labor de mediador y le va a explicar cómo conseguir una cita con el médico de cabecera, diciendo: "si tú quieres explicar lo del médico de cabecera":

Tabla 49. El intérprete como mediador cultural

Servicio Público (SP) – A	Intérprete (SP/EN) – B	Usuario (EN) – C
Pues le voy a comentar al enfermero que se traiga los preparativos para quitarle el tubo **si tú quieres explicar lo del médico de cabecera que le ibas a explicar.**		
	Eso voy a explicar porque es muy importante si viven aquí.	
Sí porque además cualquier derivación al médico y ahora para medicamentos o cualquier cosa aunque yo le haga la receta pero debe tenerlo.		
	Sí sí sí sí, ok. Now where do you live?	
	En _____ there is in _____ you know _____?	
		Yeah.
	There is a medical center.	
		I know where that is my neighbour goes there.
	Yeah, so you'll have to go there [...]	

Situación similar en la siguiente muestra. Mediante la frase "Well I tell you how to do that after the doctor is finished with you" (bien, le explicaré cómo hacerlo una vez que el médico haya terminado con usted), el intérprete introduce una información que él aporta por su propio interés, y realizando labores similares a las del mediador cultural:

Tabla 50. El intérprete como mediador cultural

Servicio Público (SP) – A	Intérprete (SP/EN) – B	Usuario (EN) – C
Sí, tendrá que consultarlo con un digestivo, eso a través del médico de cabecera le puede buscar una cita.		
	So you will have to make an appointment with the digestive eh department, yes? Have you got an appointment already?	
		No.
	No you have to go to your local your family doctor.	
		But we haven't got a family doctor.
	[...] **Well I tell you how to do that after the doctor is finished with you okay?**	

Aquí se puede ver cómo el intérprete le explicará al paciente cómo concertar una cita con el médico de familia una vez que el médico haya salido de la habitación, proceso que no está relacionado con el acto interpretativo entre médico y paciente.

Los intérpretes son actores sociales que pueden tener diferentes percepciones de cuál es su papel y diferentes puntos de vista sobre cómo organizar su participación en un encuentro médico (Merlini, 2009, pág. 111). El estudio de Merlini que analizó nueve encuentros con dos mujeres licenciadas en lenguas modernas, no intérpretes cualificadas, y que además realizaban otro tipo de labores administrativas para el paciente extranjero, muestra que esta diferencia de puntos de vista puede conllevar análisis y decisiones independientes sobre lo que al paciente debería o no debería contarse.

4.3. Las adaptaciones culturales

En el contexto médico existen muchos conceptos cargados de connotaciones culturales. Muchos de estos conceptos no existen en los países de origen de los pacientes o son propios del país de acogida y las connotaciones no son compartidas. A veces, aunque el término se entienda, el grado de importancia que le concede la comunidad puede variar también de un país a otro.

Un caso frecuente que puede suceder en el contexto español es el de los distintos cargos de médicos y enfermeras en los centros de salud u hospitales. Por ejemplo, un paciente británico puede enunciar que quiere buscar a la *senior nurse*. Entonces, el intérprete busca un equivalente para *senior nurse* en el sistema hospitalario español. Puede que utilice "supervisora", pero puede ocurrir que el servicio público le aclare que no existe supervisora porque todas las enfermeras tienen el mismo estatus. En ese caso, la intérprete debería inferir que el usuario ha podido utilizar ese término para referirse a la enfermera que está a cargo, o que más años de experiencia lleva (sénior). Pero para inferir ese significado, el intérprete se ve obligado a pedir más aclaración al usuario.

Los servicios de emergencia también pueden tener un funcionamiento distinto al de otros países y aquí también pueden surgir problemas de comprensión. El término "médico de urgencia" es el facultativo que se desplaza con la ambulancia para atender casos graves de salud. El intérprete puede optar por el equivalente *on call doctor* (el médico que está de guardia) para explicar que es el médico el que está de guardia, trabajando para el servicio de emergencia y es el que se va a desplazar al lugar.

Algunos intérpretes, además de realizar la adaptación cultural, utilizan el término en el idioma español para que así el usuario vaya familiarizándose con el mismo. Por ejemplo, instituciones o departamentos gubernamentales. En esta conversación, se le pide al usuario que vaya a los servicios provinciales y la intérprete busca un equivalente en francés, además de explicar que en español se denomina servicio provincial:

Tabla 51. Ejemplo de adaptación cultural de un término

Servicio Público (SP) – A	Intérprete (SP/FR) – B	Usuario (FR) – C
[…] y que tiene que ir al **servicio provincial** a que le asignen en…		
	[…] et avec ça il faudra que vous alliez aux **services régionaux de** _____ qui s'appelle en espagnol "servicio provincial" à _____, pour que…on vous…	
		Ce que vous m'avez dit avant de l'endroit où je dois aller, en fait **c'est un peu une délégation du ministère** non?
	Oui exactement	

En este caso, incluso el usuario ha entendido el concepto porque para asegurarse le pregunta al intérprete si se trata de un tipo de delegación del ministerio de educación.

Situación similar es la siguiente: con términos relacionados con el servicio público, el intérprete no solo lo explica, sino que también ofrece al usuario el término en español. Ante el término "tarjeta de empadronamiento", proporciona el equivalente cultural junto con una definición del mismo ("registration certificate that a paper that that says that you live that you live in Spain"):

Tabla 52. Ejemplo de adaptación cultural de un término

Intérprete (SP/EN) – B	Usuario (EN) – C
Bueno pues, prime, eh son cuatro documentos el certificado de empadronamiento […] La tarjeta sanitaria, el pasaporte y si tiene, el libro de familia.	
	[…] Ok eh you have to bring **your registration certificate that a paper that that says that you live that you live in Spain**, your health card, eh the passports, and the family book if you have one in England.

También cierta terminología especializada médica puede ser adaptada como por ejemplo "dar por boca" por *ingest*, o "dar de tomar" por *to eat or drink*.

Es frecuente también que los usuarios extranjeros utilicen servicios de atención sanitaria privados, clínicas, consultas y este uso forma parte del bagaje cultural que adquieren durante la estancia en nuestro país y su relación con los servicios sanitarios. A continuación, se observa al usuario, que para explicar que ya ha contactado con servicios sanitarios, utiliza el término *helicopters*. El intérprete, que vive en la zona y que sabe a qué se refiere, busca el equivalente en español, Helicópteros Sanitarios, una empresa privada en la Costa del Sol que ofrece servicios de emergencia a domicilio y asistencia sanitaria:

Tabla 53. Ejemplo de adaptación cultural de un término

Intérprete (SP/EN) – B	Usuario (EN) – C
What happened?	
	Stomach ached so I went to the **helicopters** and they did some proof tests.
[…] Que ha tenido problemas hace algunos meses y fue a ver a los **médicos en los helicópteros sanitarios.**	

Las medidas constituyen otro problema a la hora de buscar equivalentes en la cultura de origen y es especialmente delicado en el ámbito biosanitario por su relación con las dosis de medicamentos, peso del usuario, etc.

En la siguiente conversación obtenida del corpus, la paciente utiliza *pounds* (libras) para expresar el peso con el que nacieron sus hijos. En ese momento, el intérprete intenta calcular qué peso es en kilos, pero se adelanta la paciente para aportar cuál es su cálculo de libras a kilos:

Tabla 54. Ejemplo de conversión de unidades de masa

Servicio Público (SP) – A	Intérprete (SP/EN) – B	Usuario (EN) – C
¿Y alguno de más de 4 kilos?		
	One of your babies was born with more than four kilos?	
Ella es **pounds**.		
		Eh…kilos… I don't know.
	Which could be uh…	
		Uh **eight pounds six ounces** so…yeah… **about four kilos.**

En las etapas de formación de intérpretes es esencial practicar ejercicios con medidas porque se requiere una gran rapidez para realizar el cálculo de la medida extranjera a la medida del país en el que se está tratando al paciente y es importante que tanto el usuario extranjero como el servicio público estén bastante alerta al calcular las equivalencias de cantidades, medidas, etc. en el manejo de datos y prescripción de medicamentos.

4.4. La terminología

Según Straker (2004, pág. 277), un término es concepto utilizado en un contexto especializado, pero no es siempre una palabra; un término representa un concepto fundamental que contará con una definición acordada de forma internacional, ya sea por organizaciones como Infoterm, ISO, *International Institute for Terminology Research*, Red Iberoamericana de Terminología, *Hellenic Organization for Standarisation*, *European Association for Terminology* o *European Terminology Information Server*. Mientras que terminología es tanto el estudio como la actividad del terminólogo, disciplina que ha progresado rápidamente durante los últimos veinte años con el desarrollo de la lingüística computacional y los corpus lingüísticos.

La traducción y la interpretación en el campo de la medicina es parte del contexto especializado y por ello se trabaja con el lenguaje especializado. La terminología médica constituye un conjunto de unidades fundamentales para la comunicación de los conocimientos científicos y de las cuestiones prácticas relacionadas con la disciplina, tanto de forma oral como escrita (López Piñero & Terrada Ferrandis, 2005, pág. 7). López Piñero y Terrada Ferrandis (2005, pág. 7) recalcan que un estudiante de medicina en sus primeras fases de formación tiene que aprender unos quince mil términos, comparado con los cinco mil que se aprenden en un curso básico de un idioma extranjero. Si un estudiante de medicina tiene que manejar esta cantidad, un intérprete dedicado a esta especialidad puede que no tenga que aprender los mismos términos, pero sí una cantidad parecida, y no solo en un idioma, sino en dos o más. De ahí que sea tan importante el conocimiento de la terminología para un intérprete, y, por eso, es esencial que adquieran formación en cursos especializados y para manejar herramientas fiables para la consulta de términos. No todos los intérpretes desean estudiar terminología en profundidad, pero al menos un conocimiento de sus funciones es esencial para crear glosarios (Straker, 2004, pág. 277). Un excelente recurso de documentación es la publicación electrónica *Panacea* que versa sobre terminología, traducción y lenguaje biosanitario. Igualmente, debemos mencionar la puesta en marcha de cursos de lenguajes especializados dirigidos a traductores, intérpretes, profesionales de ciencias de la salud y medicina donde se acota el uso de la lengua en la interacción con el paciente, en contraste con el lenguaje especializado de la ciencia. Tal es el caso del curso de Universidad-Empresa denominado *Alemán Biosanitario*, ofrecido por la Universidad de Málaga durante el curso académico 2012–2013.

La traducción y la interpretación en nuestro idioma se enfrentan a veces a distintos obstáculos: en primer lugar, no solo tiene que defender su posición con respecto al inglés, idioma principal en el cual se difunde todo el conocimiento especializado, sino que tiene que albergar diferentes variantes del mismo, siendo necesario crear un español estándar (García Izquierdo, 2009).

Tal y como afirma García Izquierdo, en el caso de la medicina, es más necesario el uso de una variedad neutral del español por diversas razones: primero, porque la frontera entre el lenguaje especializado y el de uso común no está clara. Prueba de ello es que en el contexto médico pueden existir distintos niveles de especialización, por ejemplo, un folleto de información para un paciente y un artículo médico para profesionales. Algunos de estos documentos pueden contener variedades dialectales y aun así, tratarse de un texto especializado. Además, la medicina está influenciada por factores culturales y sociales que rodean la idea de enfermedad, y los propios usuarios aportan sus experiencias, su forma de

llamar las cosas en este lenguaje referido a las patologías, llegando a crearse un
híbrido entre lenguaje especializado y lenguaje de uso común.

Otro aspecto que debemos tener en cuenta son las variantes acentuales y
geográficas del otro idioma de trabajo, por ejemplo, el intérprete que trabaje
con inglés en Reino Unido puede encontrarse con distintos acentos (entre el
norte y el sur del país), diferencias en el léxico o elementos culturales. Si tenemos
en cuenta que el intérprete trabajará por un lado con un experto, con una
variedad neutra de su idioma, por otro lado, está el usuario, quizás con un nivel
cultural menor, con un acento marcado y con muchas interferencias culturales,
este hecho puede constituir un obstáculo para que el intérprete pueda entender
correctamente el mensaje y transmitirlo. Por eso no basta solo con hablar dos
idiomas perfectamente, a veces se recomienda que intérprete y usuario compartan
unos minutos antes de la sesión para que el profesional le explique cuál va
a ser su labor y así poder conocer el acento del usuario. Para tal fin es necesario
completar la formación académica en dos idiomas mediante la utilización de
materiales y recursos que contengan distintos tipos de discursos, acentos y variedades
geográficas.

El intérprete tiene que conocer esta peculiaridad, pues en una misma situación
puede encontrarse con un discurso con una especialización muy alta, o con
un discurso semiespecializado pero lleno de variantes locales y geográficas. Además
del conflicto con las distintas variedades del español es necesario mencionar
los problemas propios de la terminología en sí, problemas muy frecuentes para
el traductor/intérprete no solo en el campo de la medicina.

En el caso en primer lugar del inglés y en segundo, del español, lenguas
ampliamente utilizadas en la interpretación comunitaria médica al igual que
en los textos científicos, el intérprete profesional debe ser capaz de discriminar
cuándo se debe utilizar o se está utilizando un registro más o menos neutro o
especializado. De forma que podemos clasificar en tres bloques las situaciones
donde la terminología puede causar confusión si no se administra un manejo
adecuado, a saber:

1. **Lenguaje común *versus* lenguaje especializado**: a veces existen términos
de lengua común utilizados en el discurso especializado, por ejemplo, denominar
"piedras en la vesícula" como *colelitiasis* o el caso contrario, términos
especializados que se han incorporado al lenguaje común como "quiste". También
existen muchos términos especializados que debido al gran uso en nuestra
sociedad han formado parte del lenguaje común, llegando a ser conocidos
prácticamente por todo el usuario con pocos conocimientos médicos, por
ejemplo, "hipertensión".

2. **Siglas, acrónimos**: en este grupo podemos encontrar símbolos químicos con los que el traductor o intérprete profesional posee las estrategias necesarias para una documentación adecuada (kg: kilogramo, *kilogram*), las siglas, que aunque algunas de ellas (en inglés) se utilizan en nuestro idioma, por ejemplo, prueba del PSA (*Prostate Specific Antigen*), otras contamos con su traducción, por ejemplo, TAC (Tomografía Axial Computarizada), en inglés CAT.
3. **Polisemia, homonimia, sinonimia, antonimia, onomatopeyas**: la polisemia suele producirse con epónimos, por ejemplo, "Síndrome de Pickwick" puede tener tres sentidos diferentes: asociación de obesidad y somnolencia, síndrome de apneas del sueño o asociación de obesidad, somnolencia, hipoventilación alveolar y síndrome cardiopulmonar (Navarro González, 1997, pág. 1301).

    La homonimia suele ser menos frecuente, pero puede venir dada por coincidencia en raíces griegas y latinas, por ejemplo, con la raíz *psyché*, que significa 'alma', al aceptar la Real Academia de la Lengua la eliminación de la "p" se ha producido por ejemplo la homonimia en la palabra sicosis: trastorno mental e inflamación de los folículos pilosos (López Piñero & Terrada Ferrandis, 2005, pág. 111).

    En cuanto a la sinonimia, suele ser más frecuente en el lenguaje médico, por ejemplo, "oftalmólogo" u "oculista".

    Respecto a los antónimos, suele ser frecuente en términos con prefijos con significados opuestos como "hiperglucemia" e "hipoglucemia", ocurriendo lo mismo en inglés (*hyperglycemia, hypoglycemia*).

    Y con respecto a las onomatopeyas, se puede destacar "murmullo" (aunque tal y como afirma Navarro (2005) debería denominarse como "soplo"), en inglés *murmur*, o *tinnitus*, que cada vez más se emplea el término latín en español en lugar de utilizar su traducción en lenguaje común "zumbido de oídos" o su equivalente en el lenguaje especializado "acúfenos".
4. Además, contamos con el problema de la unificación de términos y de la denominación internacional. Aunque muchos de los términos médicos proceden del latín y algunos de ellos se conservan sin ningún cambio, sobre todo en biología, algunas iniciativas intentan que la versión en inglés impere sobre la otra, llegando a ser poco útil pues solo en español algunos de estos términos cuentan con distintas variantes, este es el caso de *Digitalis purpurea L.* que en nuestro idioma puede denominarse "dedalera", "dediles" "zapatitos de cristo", etc. (López Piñero & Terrada Ferrandis, 2005, pág. 38). También es difícil crear una nomenclatura aceptada por toda la comunicación internacional y el uso de un tesauro fiable. En medicina contamos con el *Medical Subject Headings* (MeSH) encargado de controlar la base de datos *Medline*.

En general, muchos de los términos médicos están compuestos por raíces, prefijos y sufijos latinos y griegos, llegando a resultar más fácil conocer el significado de los mismos. Por ejemplo, la raíz hem- (sangre) puede dar lugar a hematología (logía es ciencia, ciencia que estudia la sangre), hematólogo, hematocrito, hiperglucemia, etc. En la formación de neologismos grecolatinos, se suele seguir las siguientes normas (López Piñero & Terrada Ferrandis, 2005, pág. 57):

- la clase de enfermedad o estado patológico: se añade un sufijo a la raíz correspondiente a la parte anatómica (nefr**oma**, nefr**itis**, nefr**osis**),
- el material patológico: se añade una raíz a la parte anatómica (**neumo**tórax, **hidro**tórax),
- a veces, existen dos raíces sinónimas (una griega y otra latina, por ejemplo, **ocul**ista, **oftal**mólogo). Cuando esto ocurre, se suele utilizar la latina en adjetivos y la griega en el resto de términos: función **ren**al y **nefr**itis.

En situaciones en las que el intérprete desconoce el equivalente de un término puede recurrir a distintas técnicas (Niska, 2003, pág. 100):

- Explicación: si no se encuentra el equivalente en ese momento, se puede explicar el concepto, sobre todo si estamos hablando de organismos o departamentos que solo existen en una de las culturas participantes en la conversación:

NHS (*National Health System*) podría traducirse por el Sistema Sanitario británico o por la Seguridad Social británica.

- Préstamo: a veces el uso continuado de ciertos términos en otro idioma, sobre todo en inglés, lleva a la adopción de dicho término y su adaptación a la grafía y pronunciación del idioma de destino. Esto sucede mucho en el campo de la medicina, ya que como se ha mencionado antes, el idioma de difusión de la ciencia es el inglés.

Scanner ha dado lugar a escáner (adoptado por la RAE en 1992).

- Préstamo directo: en estas situaciones se suele traducir directamente el término en un idioma al otro de destino, esta técnica puede ser peligrosa sobre todo si estamos ante falsos amigos:

Senior nurse: traducirlo por enfermera *senior* o de mayor edad sería un error, pues en realidad se trataría en nuestro país de una supervisora de enfermería. Muchos intérpretes no profesionales utilizan términos genéricos o préstamos o se inventan nuevas palabras y se mezclan los registros: examen de oreja y ojo (*ear and eye examination*) (Valero Garcés, 2008, pág. 46).

- Neologismo: la creación de nuevos términos por influencia de otros idiomas es muy común en el español, sobre todo con palabras provenientes del inglés. Es muy frecuente escuchar palabras como "chequear" (*check*).
- Combinación de distintas estrategias: una de las combinaciones más recurrentes es la de buscar un equivalente que sea una explicación de un término, por ejemplo, *migraine* por dolor de cabeza.
- La omisión es otra de las técnicas que a veces se emplean en traducción, cuando creemos que cierta información es redundante y si se desconoce su equivalente puede omitirse. Sin embargo, esta técnica puede ser peligrosa en el contexto de la medicina porque podemos estar ante un discurso con información muy importante, que debe trasmitirse al paciente en su totalidad y, por tanto, no es aconsejable omitir términos. En el contexto legal, a veces el intérprete parafrasea los insultos o los omite, siendo algo contraproducente porque en un juicio todos los datos son importantes (Corsellis, 2008, pág. 45).

También es necesario mencionar la diferencia de utilización de ciertos términos médicos entre usuario y médico. Para un gran número de usuarios, el término "palpitación" tiene un significado distinto que para el facultativo y es frecuente que muchos pacientes tengan un concepto erróneo de donde se sitúan ciertos órganos, como, por ejemplo, el corazón (creyendo que abarca todo el pecho) o que crean que el bazo esté relacionado con orina (Helman, 1994, pág. 90). Por eso, aunque médico y paciente utilicen la misma terminología, esto no es una garantía de que exista entendimiento mutuo, pues ambas partes pueden estar pensando en distintos contextos.

La formación en terminología tiene que incluir la búsqueda de información en las distintas fuentes de las que el traductor/intérprete dispone, porque recurrir a fuentes poco fiables puede dar lugar a escoger equivalentes erróneos o falsos amigos. Muchos diccionarios cuentan con calcos y traducciones erróneos (Postigo Pinazo, 2001), por eso es esencial que el intérprete sanitario tenga una gran destreza utilizando los diccionarios, redes, bases de datos y demás recursos informativos. Otra opción para la formación terminológica es la utilización de diagramas con partes del cuerpo, material multimedia en formato dvd como los existentes sobre el embarazo, etc. No obstante, la nomenclatura formal como las distintas variedades informales del mismo término deberían ser estudiadas en las lenguas de trabajo del intérprete (Corsellis, 2008, pág. 73).

Corsellis también recomienda proporcionar glosarios a los futuros intérpretes que estos añadirán a los suyos propios, junto con páginas web, teléfonos y demás recursos importantes. Sobre todo, si se trata con distintas especialidades sanitarias, aunque a veces, la urgencia de la situación impide consultar diccionarios y glosarios, por eso, los intérpretes en los SSPP tienen que estar preparados con un cierto trasfondo general de las estructuras, procedimientos y procesos de los SSPP, al igual que un buen entendimiento de los registros y terminología formal e informal asociada a los SSPP en las lenguas de trabajo (Corsellis, 2008, pág. 25).

Otro reto apuntado por esta autora es el hecho de interpretar términos relacionados con las partes del cuerpo. La traducción de los mismos tiene que interpretarse tal cual, y el intérprete, por miedo o por vergüenza, no debería traducir, por ejemplo, el término "vagina" o "pene" por la expresión eufemística "me duele ahí abajo" (Corsellis, 2008, pág. 45). Algunas publicaciones relacionadas con la medicina y el lenguaje se hacen eco de esta problemática terminológica que denominan "barbarismos médicos populares". No debemos olvidar los barbarismos médicos populares que si bien en nuestra lengua son fáciles de identificar (*tiritas radioactivas*→ tiritas reactivas; pólipo frenético→ *cólico nefrítico*) por el personal médico, causan un problema mayor cuando se tratan de barbarismos en otro idioma distinto al idioma materno del personal sanitario o del intérprete (*brown kitties*→bronchitis, *colour bone*→ collaborne).

4.4.1. Explicación terminológica

Mediante esta técnica, el intérprete asegura la comprensión del mensaje a pesar de existir desconocimiento de terminología especializada, ya sea por parte del intérprete como por parte del usuario. Con la técnica de explicación, el intérprete describe un concepto, un término, adaptándolo al nivel cultural de los hablantes.

La maternidad es una de las situaciones que más se ha analizado en los hospitales andaluces en proyectos internacionales, sirva de ejemplo los materiales elaborados por el Punta Europa en el seno del proyecto europeo *Migrant Hospitals*. Supongamos pues que en este contexto una paciente no conoce el término "epidural", anteriormente mencionado en una interpretación. El intérprete debe ser consciente de la importancia de transmitir bien la información, puesto que es una decisión que tiene que tomar la paciente que pudiera tener consecuencias *a posteriori* y que tiene que recibir información muy precisa y saber a qué se atiene.

La intérprete podría optar por decir: "It is an injection in your back, a painkiller, to have less pain while you give birth" (una inyección que se pone en la espalda para reducir el dolor durante el parto). Con esta sencilla explicación, la paciente podría entender de qué se trata lo que se le va a administrar. Cuando se trata de usuarios europeos en cuyos países es usual el uso de este tipo de anestesia, el servicio público podría asumir que ha comprendido bien con la explicación de qué se trata y que conscientemente asume los posibles riesgos cuando tenga que firmar el documento de consentimiento informado para aceptarlo. Si se trata de un usuario cuya cultura difiere bastante de la europea, probablemente deba recibir explicaciones más detalladas antes de firmar los documentos o puede ocurrir que los familiares quieran intervenir en la decisión que tome.

El usuario en la mayoría de los casos utiliza sus propias palabras para explicar procedimientos, dolencias y medicación, siendo bastante infrecuente encontrar usuarios que conozcan el lenguaje especializado. El intérprete, a la hora de explicar las palabras del paciente, puede optar también por buscar el equivalente especializado a la hora de trasladárselo al servicio público:

Tabla 55. Ejemplo de adaptación terminológica

Intérprete (SP/EN) – B	Usuario (EN) – C
Yes…what were you taking?	
	[…] Eh…eh blood pressure for the pain for my hips paracetamol and things like that.
Analgésicos para el dolor de las caderas.	
	Yeah…and what was the other one now… oh for **thinning my blood out.**
[…] estaba tomando algo para **adelgazar la sangre.**	

En este último caso, el intérprete opta por transmitir las palabras del paciente "adelgazar la sangre", aunque realmente esa explicación no tenga sentido. Será el médico a continuación el que considere que comprende lo que se le está queriendo decir o que pida más aclaraciones.

Algunos términos especializados pasan a formar parte del lenguaje común y son utilizados ya por la mayoría de usuarios. Este es el caso del adjetivo "benigno", que la mayoría de los usuarios lo asocia a tumores y conoce cuál es su significado. También pueden existir casos en los que el usuario no esté familiarizado con este término y el intérprete puede explicarlo como "it is not a bad tumor". Lo mismo ocurre con las especialidades médicas. Cada vez más se incorporan a nuestro lenguaje común palabras como "oncólogo", "endocrino", pero todavía pueden existir dudas para ciertos pacientes.

En la siguiente conversación, el intérprete le dice al paciente que tiene que ver al urólogo. El paciente pregunta si es el de la dieta, es decir, el endocrino. El intérprete ofrece una explicación para explicar que se trata el urólogo con la siguiente frase: "the specialist about your urine, you know, kidneys":

Tabla 56. Ejemplo de explicación terminológica

Servicio Público (SP) – A	Intérprete (SP/EN) – B	Usuario (EN) – C
	One with him and one for **the urologist**.	
		[...] Is that **the diet**?
	[...] No, **the urologist is the specialist about your urine, you know, kidneys.**	

La experiencia en el contexto sanitario aportará mayor agilidad a la hora de buscar equivalentes culturales, es el caso de la descripción de ciertos medicamentos, como "nutrición", que el intérprete traslada como *nutritional drink* y "visado" (visado médico, por la cual el inspector médico valida la prescripción de esa medicina) y la intérprete lo simplifica y adapta denominándolo *stamp* (sello):

Tabla 57. Ejemplo de explicación terminológica

Servicio Público (SP) – A	Intérprete (SP/EN) – B
Luego del resto de la medicación tiene aquí la receta…pero hay un suplemento dietético que es el **Nutricón** que necesita un **visado** que está aquí.	
	[...] but one of them which is a special **nutritional drink**…eh…needs a **stamp** on it.

La falta de formación del intérprete en terminología médica puede verse reflejada en la falta de conocimiento de ciertos términos especializados. Sin embargo, pidiendo aclaraciones al médico o al usuario sobre el significado de ese término, puede solventar este obstáculo. Esto puede ocurrir, por ejemplo, cuando en una llamada de emergencia el usuario o un familiar informa de que ha tenido un ataque mediante el término *fit*. El intérprete, si no supiera la equivalencia de ese término, que puede ser "ataque", "convulsiones", puede pedir aclaración, preguntando "what do you mean by a fit", y el usuario describirá los síntomas.

A veces, los pacientes están acostumbrados a utilizar el término especializado de su dolencia porque lo manejan con frecuencia, pero el intérprete, si no se ha encontrado con un caso igual anterior, puede desconocer su significado.

En la siguiente conversación, el paciente comenta que tiene *hydrocele*. El intérprete, no cualificado y posiblemente primera vez que se enfrenta a este término, pide aclaración ("what?") y el paciente se la ofrece ("the testicle is full of water"):

Tabla 58. Ejemplo de explicación terminológica

Intérprete (SP/EN) – B	Usuario (EN) – C
	(Relative) He has another complaint, don't you? The hydrocele. He has **hydrocele**.
What?	
	(Relative) It's one testicle is full with water. It is called hydrocele h y d r o c e l e.
What what is it? **You can explain.**	
	(Relative) One of the **testicles is full of water**.

Y en otras ocasiones estas dolencias están cargadas de un componente cultural. Es el caso de la siguiente conversación. En la consulta con el ginecólogo, la paciente utiliza el término *sterilisation* que el intérprete traslada como "esterilización" y el médico utiliza el término común "ligadura de trompas". Sin embargo, a continuación explica que el procedimiento que le hicieron fue lo que en su país llaman *Manchester repair*. Este término no es conocido por el intérprete ni por el facultativo, y es por ello que el paciente explica en lenguaje coloquial que se trata de una reparación porque se le "cayó todo cuando nacieron sus hijos", ya que se trata de una reparación de un prolapso ocurrido por "caída" del útero tras dar a luz:

Tabla 59. Ejemplo de explicación terminológica

Servicio Público (SP) – A	Intérprete (SP/EN) – B	Usuario (EN) – C
		Eh…what you call it… sterilisation.
	Eh…esterilización.	
Ligadura de trompas.		
		And…eh…**what you call it in England a Manchester repair, after my babies, everything fell down.**
	Que después de que diera a luz se le cayó todo y se lo volvieron a poner otra vez.	
Vale, **prolapso**.		

Gracias a la explicación proporcionada por el usuario, el médico entiende el mensaje y sabe que se trata de un desplazamiento del útero denominado prolapso. Aquí el intérprete no entiende bien el concepto de "drenaje", y es el médico el que le ofrece una explicación mediante la frase "es una especie de globo":

Tabla 60. Ejemplo de explicación terminológica

Servicio Público (SP) – A	Intérprete (SP/EN) – B	Usuario (EN) – C
		Is the drain out?
	Que si está el drenaje fuera o la herida o **cómo es eso del**…	
El drenaje es como una especie de globo.		
		It's like a balloon.
Y sale un poco de la herida		
		And it comes out a little bit from the wound.

En los casos en los que el intérprete desconoce el término o concepto, pide aclaración al médico, técnica que también tendría que ser practicada durante los años de formación. Un claro ejemplo es el siguiente. El médico utiliza "dieta pobre en residuos" y el intérprete, que quizás pueda interpretar el término palabra por palabra, necesita comprender qué tipo de dieta es esa. El intérprete pide aclaración y el médico se la ofrece:

Tabla 61. Ejemplo de explicación terminológica

Servicio Público (SP) – A	Intérprete (SP/EN) – B
Tiene que tener una **dieta pobre en residuos.**	
	Ok…so the treatment that you need to follow is very important diet eh **¿qué significa pobre en residuos?**
Que no tenga fibra.	
	Ok…a diet low in fiber without.

Similar a este caso es el siguiente donde el médico utiliza "protección hepática" y el intérprete pide aclaración:

Tabla 62. Ejemplo de explicación terminológica

Servicio Público (SP) – A	Intérprete (SP/EN) – B
Aquí pone una dieta de…protección hepática sin sal, no dice nada…acerca de…	
	¿Protección hepática?
Eh…protección hepática es sin huevo y evitar las grasas.	

También es frecuente el uso de siglas que son desconocidas por el intérprete, bien por falta de formación en terminología médica, o porque son siglas poco utilizadas y aunque existan años de experiencia, como es el siguiente caso, puede no conocer a qué término se refiere. El médico utiliza la sigla CPRE y el intérprete manifiesta claramente que no sabe lo que es. En ese momento, el médico ofrece una explicación detallada del proceso:

Tabla 63. Ejemplo de explicación terminológica

Servicio Público (SP) – A	Intérprete (SP/EN) – B
Una endoscopia y una **CPRE** ¿vale?	
	Pero quiere que se lo explique **es que no sé lo que es.**
Una CPRE es que a través del tubo de la endoscopia… Entran en el conducto bilial y cogen las piedras que hay en el conducto bilial […] o en la vesícula […] van a mirarlo por una endoscopia.	
	Muy bien ahora sí…es que **no sabía lo que…** lo de la CPR.

En el siguiente caso, el intérprete no ha entendido bien el término y cuando pide una repetición, el médico entiende que necesita aclaración:

Tabla 64. Ejemplo de explicación terminológica

Servicio Público (SP) – A	Intérprete (SP/EN) – B
De todas formas estamos esperando un análisis para ver los **niveles de dioxina**.	
	Perdón, ¿puede repetir?
Sí, para ver en general el estado de su hígado, la anemia y para ver si esto influye en que el corazón está débil. Para conocer cuáles son los motivos por los que el corazón está débil.	
	Sir, we are waiting for the results of your blood test to check your dioxine levels, to see the state of your liver, anemia and to see if this has something to do with your heart.

Cuando el intérprete no conoce la equivalencia exacta y no pregunta o pide aclaración para conseguir una descripción de ese término y poder parafrasearlo, se ha observado que utiliza frases generales para poder interpretar ese término.

Este es el caso de la fórmula "tipo de" o *thing* ante el desconocimiento del término médico o simplemente de uso coloquial o por motivos emocionales, como el cansancio, miedo, nerviosismo que hacen que la conversación a veces carezca de precisión:

Tabla 65. Ejemplo de desconocimiento del término

Servicio Público (SP) – A	Intérprete (SP/EN) – B
Ok. Muy bien. Pues…lo tendremos aquí hasta que mejore y tengamos resuelto el problema de la pleura y ya le iré indicando en función de cómo vayan viniendo los resultados de la biopsia los pasos luego a seguir.	
	Ok. For the moment he is going to stay here until all this **thing goes away** and then the doctor will explain to you the steps to follow.

En este caso, el intérprete utiliza *thing*, en lugar de ser más preciso y utilizar el término "líquido", que es el que había utilizado el médico con anterioridad. Lo mismo ocurre con la palabra "suero", el intérprete desconoce el equivalente y vuelve a utilizar *thing*:

Tabla 66. Ejemplo de desconocimiento del término

Servicio Público (SP) – A	Intérprete (SP/EN) – B
Entonces, una vez rehidratada con **sueros** eh el problema de la insuficiencia renal se ha normalizado.	
	He says that now they have put this eh this **thing** on his problem with his kidneys is normal?

También se ha observado el uso de la frase *like a* para ofrecer una comparación y poder explicar el significado del término. Cuando en la siguiente conversación el médico le comunica que le han metido una placa en el brazo, el intérprete desconoce "placa" y ofrece una explicación *like a plate*, es decir, "le han metido como una placa (de metal)":

Tabla 67. Ejemplo de explicación terminológica

Servicio Público (SP) – A	Intérprete (SP/EN) – B
El brazo está todo bien XXX una placa.	
	The arm is perfect. ¿Una placa? ¿A qué te refieres de una operación?
En la operación le han metido una placa XXX.	
	Oh they have **like a plate** y también un injerto.

También el intérprete ha utilizado "problema de" para abarcar dolencias relacionadas con una parte del cuerpo por desconocer el equivalente exacto de esa dolencia. El término "incontinencia urinaria" es interpretado como *urine problems*, término general (en el que se incluiría la incontinencia) porque el intérprete desconocía el equivalente exacto:

Tabla 68. Ejemplo de explicación terminológica

Servicio Público (SP) – A	Intérprete (SP/EN) – B
Eh a ella la vio una compañera mía, doctora _____, le comentó que tenía incontinencia de orina.	
	Ok a colleague of his eh saw you last time […] and you told her that you have some **urine problems**.

Otra situación en la que se ha observado que el intérprete utiliza el término general por no conocer en ese momento la equivalencia exacta es el siguiente. El usuario pregunta si no necesita traer su *ultrasound*. En ese momento, el intérprete tiene varios intentos de buscar un equivalente "escáneres", "*ray* (rayos)" y también opta por el término general "pruebas". Al final, consigue acordarse del equivalente "ecografía":

Tabla 69. Ejemplo de explicación terminológica

Intérprete (SP/EN) – B	Usuario (EN) – C
	Ah I don't need my eh **ultrasound**?
No necesita los escáneres que le han hecho las **pruebas** los **ray** eh una ec ¿una ultrasound?	
	An ultrasound.
Una **ecografía**.	

Es necesario desde los años de formación inculcar a los estudiantes que pidan aclaraciones cuando no entiendan algún término, pero también sería idóneo formar a los trabajadores sanitarios que trabajan con intérpretes en la técnica de ofrecer explicaciones claras y sencillas.

A continuación, se describen situaciones del corpus en las que el facultativo decide explicar el término sin habérselo pedido el intérprete.

En el siguiente ejemplo, el facultativo no espera a que el intérprete o el usuario le pidan explicación del término especializado, sino que decide explicarla porque cree conveniente que será necesaria para entender la prueba "nefrostomía percutánea":

Tabla 70. Ejemplo de explicación terminológica

Servicio Público (SP) – A	Intérprete (SP/EN) – B
Ehm se le puso una **nefrostomía percutánea** que es un tubito en el riñón el mes pasado, y ahora lo que se ha hecho es una RTU vesical que es una limpieza de la vejiga.	
	Oh alright, ok.

Se ha observado que las explicaciones también vienen dadas por el usuario, aunque en los momentos de estrés y ansiedad en los que muchas veces se encuentran es difícil emitir instrucciones y descripciones claras y coherentes. El intérprete puede entender el mensaje para poder transmitirlo, pero el servicio público necesita más explicaciones.

Algunos términos médicos, como el mencionado anteriormente de *fit*, pueden causar confusión si no se busca el equivalente exacto en el otro idioma. El intérprete, en esa situación, lo puede interpretar por "infarto". Esta palabra es muy general y en español puede utilizarse para distintas partes del cuerpo, es por eso que el médico puede requerir más información, y si el intérprete comunica "le está dando un infarto", el médico puede preguntar "un infarto ¿dónde?, en la cabeza, en el corazón".

Los verbos, o palabras para describir acciones, pueden ser un obstáculo para el intérprete, también para el usuario que utiliza otro idioma distinto a su lengua materna. Algunas descripciones requieren el uso de verbos muy específicos para describir procesos fisiológicos, por ejemplo.

En la siguiente muestra, la paciente, de origen escandinavo, intenta explicar al ginecólogo que tiene problemas para "expulsar" la orina. Dicha usuaria no conoce o recuerda este verbo en inglés y utiliza *make out*. La intérprete entiende el mensaje y lo interpreta por "orinar" e "ir al baño":

Tabla 71. Ejemplo de falta de conocimiento terminológico

Intérprete (SP/EN) – B	Usuario (EN) – C
	Not really but before when this prolap was it was problem to even go to the toilet and **make out the urine** and eh…
Que antes, con ese prolap, tenía problemas también para **orinar, ir al baño**.	

La conversación prosigue y la usuaria sigue careciendo de terminología para expresar ciertos verbos en inglés. Mientras que en el ejemplo anterior la intérprete entendió el mensaje, en el siguiente ejemplo la intérprete necesita aclaración porque no entiende a qué tipo de acción se refiere con ese verbo:

Tabla 72. Ejemplo de falta de conocimiento terminológico

Intérprete (SP/EN) – B	Usuario (EN) – C
The rubber ring works for that	
	(Relative) but can it **come out**?
Pero, **come out**, what?	
	(Relative) the ring can it come out?
Que si se	
	(Relative) **fall out?**

(continuado)

Tabla 72. Continuación

Intérprete (SP/EN) – B	Usuario (EN) – C
Puede salir, el anillo o	
	[…] But the, I have eh, been cold, eh, coughing, coughing.
Sí, que ha estado estornudando.	
	[…] And I think maybe, it has **changed**.
[…] Y cree que, a lo mejor se ha podido **mover** […] **move? moved inside?**	
	Yeah, I think so.

La paciente utiliza el verbo *come out* para preguntar si el anillo de silicona puede "caerse", la intérprete necesita aclaración y la paciente, para ayudarla, proporciona un sinónimo *fall out* que ayuda a la intérprete a entender el sentido "salir". Lo mismo ocurre cuando la paciente desea preguntar si es posible que este anillo se haya movido al toser. La paciente utiliza *changed* (cambiado) y el intérprete, conociendo el sentido que desea dar a ese verbo, opta por "cambiado", pero también decide cerciorarse de que es ese el sentido que le desea dar al verbo *changed* y pregunta a la paciente si quiere decir que "se ha movido dentro" (*moved inside*).

Otro ejemplo de la carencia de verbos en el idioma que está utilizando para expresarse es cuando la paciente desea preguntar si le van a "extraer" los ovarios. La usuaria utiliza *take away* y la intérprete entiende el significado de este verbo, pero quiere asegurarse una vez más sobre qué parte del cuerpo está preguntando. Al realizar la pregunta a la paciente sobre si se refiere a los ovarios, ella responde que cuánto le van a extraer, que si solo el útero:

Tabla 73. Ejemplo de falta de conocimiento terminológico

Intérprete (SP/EN) – B	Usuario (EN) – C
	They keep it and then, this XXX they don't take away something
	(Hablan entre ellos en otro idioma).
	(Relative) are they **taking away.**
The **ovaries**, this is what you are asking?	
	(Hablan en otro idioma).
	(Relative) **how much is, taking out, XXX surgery, the utero.**
Ah que, que le van a quitar en la operación, el útero, ¿solo eso?	

Los intérpretes nativos o los intérpretes cualificados con un buen manejo del idioma realizan interpretaciones que se alejan muchas veces de la traducción palabra por palabra. Estos ejemplos se mostrarán más adelante.

La influencia del inglés sobre el castellano, tal y como la define Gutiérrez Rodilla (*apud* Aleixandre Benavent & Amador Iscla, 2001, pág. 145) se basa en el plano léxico-semántico (utilización directa de la palabra en inglés, o traducción como el par *severe* por "severa"), el sintáctico (abusos de la voz pasiva, por ejemplo) y el ortográfico-fonético (radioresistencia en lugar de radiorresistencia). Esta influencia puede verse reflejada en la siguiente muestra en la que el médico le comunica al paciente que tiene que ir a su "centro de salud", el intérprete piensa inmediatamente en el término español "ambulatorio" (sinónimo de centro de salud) y el equivalente que utiliza en inglés es *ambulatory*, utilizando un falso amigo pues *ambulatory* se trata de un adjetivo que significa ambulatorio. En este caso, el equivalente exacto hubiera sido *health center*:

Tabla 74. Ejemplo de uso de falso amigo

Servicio público (SP) – A	Intérprete (SP/EN) – B
Aparte de todo le dejo un análisis para que se lo haga en su centro de salud, con una muestra de caca también.	
	Also feces but you do it on your **ambulatory**.

4.5. Uso de primera/tercera persona

Los códigos éticos de la mayoría de las organizaciones de intérpretes aconsejan el uso de primera persona en el contexto de los SSPP para afianzar aún más la posición neutral del intérprete. En el estudio realizado por Lee (2007) entre teleintérpretes, se comprueba la dificultad de mantener la primera persona en la modalidad de teleinterpretación, ya que las partes no se encuentran cara a cara y no puede dirigirse el médico al paciente directamente. En otros estudios, han analizado también el uso de la primera, segunda y tercera persona cara a cara como, por ejemplo, el cambio de *one*, más impersonal, a *you* más cercano al paciente (Dubslaff & Martinsen, 2007).

En la siguiente muestra se observa cómo el intérprete, aun conociendo su deber de utilizar la primera persona (uso del que ya ha informado en su presentación al comienzo de la interpretación) y haciendo uso de la misma durante parte de la conversación ("I don't know", "I can't tell you", "I am going"), cuando vuelve a intervenir, utiliza la tercera ("she finishes", "she will send"):

Tabla 75. Ejemplo de uso de primera y tercera persona

Servicio Público (SP) – A	Intérprete (SP/EN) – B
No lo sé, es decir yo voy a derivar hoy, pero yo no les puedo decir cuando los van a llamar. Segura no lo sé. Yo voy a poner en el informe que la casa eh el día uno tienen que dejar la vivienda entonces yo creo que antes del día uno antes del día uno pueden pueden llamarles, pero es que yo no puedo, no lo sé.	
	OK **I don't know**, I can't tell you exactly when they are going to call you I am going to send the report and err and first of December you have to leave so they may call you before then but I am not sure I can't tell you exactly.
En el momento que deje de hablar con ella envío por fax los documentos yo envío por fax.	
	Ok, as soon as **she finishes** talking to you she will send the documents by fax.

En las muestras analizadas se ha observado que es más frecuente el uso de la tercera persona. La razón principal es la falta de conocimiento de los estándares de actuación de los intérpretes voluntarios y su desconocimiento sobre la necesidad de utilizar la primera persona. En el siguiente ejemplo se observa cómo el intérprete utiliza siempre la tercera persona del singular "the doctor was talking to you" y tercera persona del plural "they want to know", "they have to":

Tabla 76. Ejemplo de uso de tercera persona

Servicio Público (SP) – A	Intérprete (SP/EN) – B
	The doctor was talking to you and asking you are having pains you are having some pains in your back.
[…] En estos casos puede ser por infección pero una de las cosas que siempre tenemos que descartar es que no sea un tumor también.	
	In most of the cases caused by an infection but what **they want to** know is that there is not a tumor… **They have to** do all these eh tests.

En el siguiente caso, el uso de la primera persona es aún más difícil porque la enfermera ha abandonado la habitación y ha transmitido una serie de instrucciones para que el intérprete las traslade al usuario. Al no estar presente el emisor de estas instrucciones, el intérprete se ve en la obligación de utilizar la tercera persona para recalcar quién es el autor de las mismas, sobre todo porque no está presente. Para el paciente no supone ningún problema pues el intérprete deja claro al principio que es la enfermera la que quiere que él conozca estas indicaciones ("the nurse seems to think…"):

Tabla 77. Ejemplo de uso de tercera persona

Intérprete (SP/EN) – B	Usuario (EN) – C
It doesn't specify here but **the nurse seems to** think it is in both legs.	
	No.
But **she seems to think** that anyway you are going to have sintrom […] And keep a strict control on that, you've got to come here on Friday morning […] This Friday.	
	Yes.
Which I'll I will explain that one in a minute.	

En el caso del idioma francés, el intérprete puede recurrir al uso del pronombre genérico *on* para proporcionar al mensaje un tono diferente al que tiene el uso de *nous* o *je*. En el siguiente ejemplo, aunque el intérprete comienza recalcando que es la asistente social la que emite el mensaje que le va a transmitir (*L'assistante sociale m'a dit que*), utiliza el pronombre *on* y *nous*:

Tabla 78. Ejemplo de uso de *on* y *nous*

Servicio Público (SP) – A	Intérprete (SP/FR) – B
[…] Dile que estamos intentando expedirle un documento de identificación, algo parecido a un pasaporte para que él pueda ir funcionando eh socialmente, es decir para intentar poder buscar una solución a la situación que tiene. ¿Vale? Entonces, que el consulado belga, con el cual ya hemos contactado, nos pide que él solicite formalmente la expedición de ese documento, eh y que tiene que firmar esa solicitud, que si la quiere leer, pues que puede leerla tranquilamente, es una solicitud de de petición de un pasaporte y que nos la ha mandado el consulado en francés y en otro idioma que ellos tienen allí en Bélgica que es flamenco no sé eh ¿vale? Mientras voy a ir a XXX	
	Ok! **L'assistante sociale m'a dit que** le consulat belge a envoyé ces deux documents pour que vous pouvez les signer pour qu'**on puisse** arriver à vous faire les papiers concernant votre situation. Eh si vous aviez des papiers, un sorte de passeport quelque chose comme ça. Et comme ça, **on peut** faire tout le nécessaire pour que vous puissiez avoir les chances nécessaires dont **nous avons** besoin mais pour faire cela il faudrait que vous signiez là pour que le consulat puisse commencer à faire les papiers. Ici on a, on a mis en français et en flamand. Vous parlez français ou vous parlez tous les deux?
¿Lo ha entendido?	
	Vous avez compris ce que **je** vous avais dit?

En algunas de las muestras, la mezcla de primera y tercera persona se produce en el mismo turno de palabra. En el siguiente ejemplo, el intérprete comienza utilizando la primera persona (*my name is*) para inmediatamente después utilizar la tercera (*she's the*…). El uso de la tercera persona del singular (*she's come*) y del plural (*they want to*) es constante en el resto de la interpretación:

Uso de primera/tercera persona

Tabla 79. Ejemplo de uso de primera y tercera persona

Servicio Público (SP) – A	Intérprete (SP/EN) – B
Hola _____ soy _____ la trabajadora social.	
	My name is _____ She's the social worker.
Vengo porque me ha avisado el médico para ver que vamos a hacer una vez que a usted le den el alta y esté en casa porque va a necesitar ayuda por el tema de la pierna.	
	Ok, **she's come** because the doctor has said that your wife will be able to go home in a short time and **they want to** know what is gonna happen once she goes home because she is going to have problems with her leg.

Lo mismo ocurre en la siguiente conversación. El intérprete está transmitiendo el mensaje del padre de una paciente "Soy el padre de", utilizando la primera persona, para pasar a una tercera "que le cuentes":

Tabla 80. Ejemplo de uso de primera persona

Intérprete (SP/EN) – B
Soy el padre de _____ entonces quería saber un poco que cómo fue la operación, que si hubo complicaciones **que le cuentes** un poco.

También se ha observado que el intérprete cambia de primera persona del singular a primera del plural. En el siguiente ejemplo, el médico utiliza la primera persona (*leo aquí*) y, sin embargo, el intérprete opta por *we've seen*:

Tabla 81. Ejemplo de uso de primera persona

Servicio Público (SP) – A	Intérprete (SP/EN) – B
Aparte del problema respiratorio **leo aquí** en los antecedentes […] que le operaron del colon en el 2003, en Inglaterra ¿algún otro problema así de salud que haya tenido?	
	Eh **we've** seen our your notes here that you had an operation in the intestines no? In 2003 in England they operated on you yes?

En las muestras recogidas, se ha observado en el grupo de intérpretes voluntarios que el uso de tercera persona es mayor, debido principalmente a, como se ha mencionado anteriormente, su desconocimiento de códigos éticos y estándares de actuación, en general, de formación sobre la forma de actuar en estas situaciones. El uso de primera o tercera persona debería quedar recogido en el código de conducta al que se adhieran los intérpretes, aunque en algunas situaciones será el contexto el que dictamine un uso u otro.

4.6. Pausas, énfasis, cambio del tono del mensaje

En este apartado se van a analizar una serie de rasgos típicos del discurso de los SSPP, estructuras, fórmulas y técnicas que utiliza el intérprete para poder realizar su trabajo y que caracterizan los mensajes que se emiten.

4.6.1. Pausas

Como pausas hemos definido los periodos de silencio donde el hablante parece estar planificando lo que va a decir a continuación (Biber, Stig, Leech, Conrad, & Fineg, 1999, pág. 1053). En las siguientes muestras del corpus, las pausas se han marcado con la siguiente simbología:

- pausas menores de 3 segundos: (·)
- pausas mayores de 3 segundos: (+)

También en este apartado se van a incluir los alargamientos de vocales finales de algunas palabras, técnica que también se ha observado que es recurrente para el proceso de planificación. Este alargamiento de la vocal final se ha marcado con el símbolo ":". En este corpus, las pausas o momentos en los que el hablante "gana" tiempo para planificar, también se han marcado mediante partículas de duda (erm, em) o repeticiones.

En el siguiente ejemplo, el discurso del intérprete muestra varias pausas cortas, con ellas el intérprete consigue obtener unos segundos para pensar en la interpretación de la siguiente parte del mensaje. Las pausas coinciden con los siguientes fragmentos de información:

- la razón por la que la trabajadora social visita a la paciente,
- la paciente va a recibir el alta pronto,
- la preocupación de la trabajadora social por lo que va a suceder cuando vuelvan a casa.

Tabla 82. Ejemplo de uso de pausas cortas

Servicio Público (SP) – A	Intérprete (SP/EN) – B
Vengo porque me ha avisado el médico (·) para ver que vamos a hacer una vez que a usted le den el alta y esté en casa (·) porque va a necesitar ayuda por el tema de la pierna.	
	Ok she's come because (·) she's come because the doctor has said that your wife will be able to go home (·) in a short time and (·) they want to know what is gonna happen once she once she goes home because she is going to have problems with her leg.

Otras pausas se han utilizado para pensar en el equivalente exacto, sobre todo a la hora de describir procesos complejos, que cuesta interpretar palabra por palabra. En el siguiente ejemplo, el intérprete se encuentra a solas con el paciente y tiene que realizar una traducción a la vista del informe de alta. Al ir interpretando poco a poco desde un documento con información especializada y, sobre todo, al adoptar un papel de especialista médico, tiene que explicar procesos complicados:

Tabla 83. Ejemplo de uso de pausas cortas

Intérprete (SP/EN) – B
To give to the doctors (·) If you want me quickly to read it (·) what they are going to do? you are going to have an X-ray test done (·) that the doctor has ordered as part of the exploration (·) they will have to (·) ion (·) injected (·) I think this is what you are having (·) this contrast is a substance (·) that is injected through a vein (·) and that allows us to see (·) better (·) the organs (·) and to study then (·) if there are any injury (·) XXX risk (·) you know the risk (·) of using this ion contrast (·) is minimum (·) and (·) there could be two reactions […]

Las pausas más largas (+) aparecen principalmente cuando se espera una respuesta de la otra parte, sobre todo cuando el intérprete realiza una pregunta al paciente y no obtiene respuesta o la respuesta que obtiene es a través de lenguaje corporal (con movimientos de la cabeza, los brazos, etc.).

En el siguiente ejemplo, el paciente, indigente y desorientado, no contesta a las preguntas del intérprete. Además de formular la pregunta de diferentes maneras para que la entienda, al no contestar, el intérprete asume que no lo sabe:

Tabla 84. Ejemplo de uso de pausas largas

Intérprete (SP/FR) – A
Qu'est-ce qui s'est passé avec ce passeport? Vous l'avez perdu? On vous l'a volé? (+) Vous ne savez pas! (·) Perdu peut-être?

Por último, se muestra el siguiente ejemplo en el que el intérprete alarga la vocal final para poder planificar el mensaje que va a interpretar:

Tabla 85. Ejemplo de uso de alargamiento de vocal

Intérprete (SP/EN) – B	Usuario (EN) – C
	The first one is (·) when she goes home (·) can she go eh (·) by ambulancia (·) or how does that go in Spain?
Ah (·) que cómo se va a ir a: (·) a casa (·) que si le: le: ponen un ambulancia que si tiene que traer un vehículo especial.	

El intérprete alarga "ir a:" y "que si le: le:" para obtener más tiempo y pensar en el equivalente en español de ese trozo de información que tiene que proporcionar a continuación.

4.6.2. Énfasis

El intérprete, en muchos casos, tiene que recurrir a la repetición de ciertas partes del discurso que no se han entendido y, para ello, recurre a enfatizar esta palabra mientras la repite, diciéndola más despacio, casi deletreándola. En las siguientes muestras del corpus, la palabra enfatizada se muestra en mayúsculas.

En el siguiente ejemplo, el intérprete enfatiza la palabra "urine", al considerar importante que el paciente sepa en qué parte de su cuerpo se ha encontrado la bacteria:

Tabla 86. Ejemplo de énfasis sobre un término

Intérprete (SP/EN) – B
Just to explain to you that they found a bug in the **URINE**. There is an infection, a bug in the **URINE** so they do not so she has got to be she's got to be isolated, contact isolated.

La conversación prosigue y el intérprete sigue enfatizando palabras importantes del mensaje que está transmitiendo. En este caso, es importante para el familiar del paciente evitar contacto directo con el mismo y llevar puesta ropa quirúrgica cuando esté en la habitación, siendo las palabras con mayor énfasis "wear", "room" y "contact":

Tabla 87. Ejemplo de énfasis sobre palabras clave

Intérprete (SP/EN) – B	Usuario (EN) – C
Yeah. I'm going to tell the nurse that, we know. But eh we just want to make sure that you understand that you must **WEAR** XXX.	
	XXX Yes yes, no problema.
And when you come out everything you take off you must leave inside the **ROOM**. Take it off and leave it inside.	
	XXX
No no no, the XXX and gloves whatever you have on, to avoid any **CONTACT** you must leave inside the room.	

A continuación, con el énfasis en la palabra "come", el intérprete quiere asegurarse de que no ha venido el urólogo a ver al paciente. El énfasis va acompañado de una repetición "but has any doctor come" (pero ha venido algún médico):

Tabla 88. Ejemplo de énfasis sobre palabras clave

Servicio Público (SP) – A	Intérprete (SP/EN) – B	Usuario (EN) – C
El urólogo no ha venido.		
	Has the urologist **COME**?	
Para él no ¿no? No ha venido ningún especialista a verle.		
	There was no other doctor XXX.	
		(Relative) no no XXX.
	But **has any doctor COME** to investigate this morning? A specialist a urologist? No?	
		No.

El siguiente fragmento pertenece a una consulta con el ginecólogo donde el facultativo le explica a la paciente que la cirugía que pueden practicarle es para prevenir la pérdida de orina por esfuerzo, no por nervios. El ginecólogo quiere enfatizar este dato para que la paciente tenga claro que quizás la operen y su problema siga estando presente. La intérprete detecta este interés del médico porque la paciente tenga claro este dato y, para ello, recurre al énfasis de palabras como *loss* (pérdida), *effort* (esfuerzo), *go on* (continuar) y *short* (corto, referido al proceso quirúrgico):

Tabla 89. Ejemplo de énfasis sobre palabras clave

Servicio Público (SP) – A	Intérprete (SP/EN) – B
¿Vale? No vale para cuando me ponga nerviosa y se me sale todo…no vale […] porque eso depende de que la vejiga se contrae.	
	This is not going to work if you get nervous and then you lose urine. It's for the other type of urine **LOSS,** because that depends on the contraction of the bladder
¿Vale? entonces eso puede seguir estando.	
	So that part of your problem can still **GO ON** ok?
¿Vale? es una cirugía muy cortita.	
	It is very it is a **SHORT** surgery.
Y normalmente se resuelve la incontinencia de **ESFUERZO.**	
	And urine **LOSS** produced by **EFFORT**. **USUALLY** it is sorted out with **THAT.**

Esta técnica es uno de los distintos rasgos conversacionales que pueden utilizarse para controlar la interacción (Zambrano-Paff, 2011, pág. 192) y puede utilizarse tanto para aclarar cuando el orador se detiene en el anterior turno de palabra y es necesario aclarar hechos de la interacción, como para enfatizar, cuando el orador repite una parte del anterior turno de palabra (Zambrano-Paff, 2011, pág. 192).

4.6.3. Cambio del tono del mensaje

En el apartado referente al intérprete y a su trabajo con usuarios y proveedores se ha tratado el tema de cambio de rol que a veces experimenta el intérprete, posicionándose en ocasiones en el papel de amigo del usuario.

En este apartado se va a analizar la manera en la que el intérprete reformula el mensaje, pero cambiando el tono del mismo, en muchos casos también para transmitir cercanía, empatía, comprensión o, simplemente, suavizar el mensaje de alguna de las partes mediante estrategias de reformulación (Riccardi, 2002, pág. 115).

4.6.3.1. Suavizar el mensaje

Dentro de las labores del intérprete como persona neutral entre ambas partes, se encuentra la tarea de transmitir el mensaje en el mismo tono que ha sido emitido, ya sea de enfado, preocupación o malestar. A veces, el intérprete considera que cambiar el tono del mensaje puede beneficiar al propósito comunicativo y, sobre todo, a que ambas partes puedan comunicarse sin mostrar enfado o preocupación, por ejemplo, en casos de malestar por parte del usuario. Si el usuario está insatisfecho por la actuación de una de las enfermeras, por ejemplo, interpretar "mal comportamiento" por *bad manners*, ya que la palabra *manners* tiene connotaciones más negativas.

Otra manera observada de suavizar el tono del mensaje es añadir diminutivos como "un poquito de", quitándole seriedad a la información que aparece detrás del diminutivo. Mientras que el médico dice "tenía divertículo y nada más", queriendo transmitir que no era una cosa por lo que se tenía que preocupar, el intérprete utiliza "there was a little bit of" (había un poquito de) para quitarle seriedad al problema:

Tabla 90. Ejemplo de técnica para suavizar el mensaje

Servicio Público (SP) – A	Intérprete (EN/SP) – B
	And the results everything was normal, there was a little bit of XXX […] And **it was a little bit of eh** diverticulitis.
Sí, yeah.	
	And, eh, **it was a little bit**, just eh …
Sí, **divertículos** que tenía, **pero nada más, pero que no era una cosa que había que hacer nada.**	

Ciertos temas son delicados y esto influye en cómo se debe transmitir el mensaje. En la siguiente muestra, la trabajadora social menciona la opción de ingresar a la paciente en una residencia durante su convalecencia. La paciente reconoce la palabra "residencia" en español y enseguida contesta que no quiere ir a allí. La intérprete se da cuenta de esta situación y modifica los términos empleados el mensaje diciendo que es "somewhere where they will take care of her" (un sitio donde van a cuidar de ella) para transmitirle que es un sitio donde va a estar bien, y además añade "but not permanently" (pero no permanentemente) para tranquilizarla con que es una solución temporal. Sigue describiendo el lugar donde la quieren enviar, "una especie de hogar donde ella podrá estar tanto como lo necesite":

Tabla 91. Ejemplo de técnica para suavizar el mensaje

Servicio Público (SP) – A	Intérprete (SP/EN) – B	Usuario (EN) – C
Sería ingreso en **residencia** pero por ejemplo una semana o dos semanas hasta que usted se recupere de la lesión en la pierna.		No, no.
	[...] She says there is a third option and is that she may go somewhere where **they will take care of her, but not permanently, I mean, it will be some type of eh home** [...] Some type of home where she will be able to stay for a week two weeks as long as she needs it but it looks that your wife doesn't want to have anything to do with that.	

Para concluir, la intérprete, que se da cuenta de la negativa de la mujer, añade dirigiéndose al familiar "it looks that your wife doesn't want to have anything to do with that" (pero parece que su mujer no quiere tener nada que ver con eso). En este caso, la paciente (con portugués como lengua materna) había entendido la palabra residencia y había mostrado su desacuerdo, pues quizás las connotaciones negativas del término (lugar para personas mayores, que no pueden valerse por sí mismas y cuyos familiares no se hacen cargo de ellos) le ha llevado a esa reacción.

El concepto denominado efecto en estudios de comunicación indica un cambio en la actitud, el conocimiento o el comportamiento del receptor (Beck, 2007, pág. 191), es decir, un cambio en el nivel de conocimiento de la audiencia. Teniendo en cuenta estos ejemplos, el intérprete no debería de olvidar el objetivo primordial y esencial de su trabajo, que no es sino transmitir al receptor de la forma más exacta lo que la otra parte quiere decir, y causar en el receptor el mismo efecto que el emisor desea causar (Herbert, 1952, pág. 23). Aunque el indicador es la equivalencia de efecto entre el texto de origen y el texto meta, el reto principal es cómo comprobar si una interpretación ha conseguido esto, ya que, en la práctica actual, a veces no existe un indicador explícito de si los intérpretes han hecho o no un buen trabajo (Reithofer, 2010, pág. 50). En otras ocasiones se cuestiona que el efecto de una interpretación pueda depender de factores como el conocimiento cultural del receptor (Kalina, 2005, pág. 774). Lo que está claro es que el concepto de calidad tiene que considerarse en su nivel de comunicación y el impacto que tiene en la interacción con limitaciones situacionales e institucionales (Pöchhacker, 2001, pág. 421). Sin embargo, la cuestión principal es cómo el efecto comunicativo se mide en ambas audiencias, ya que existen pocos estudios empíricos sobre este tema (Reithofer, 2013, pág. 51).

4.6.3.2. Cambiar el mensaje sutil del proveedor de servicios para expresar abiertamente la información necesaria

En el caso opuesto encontramos situaciones en las que el intérprete considera que el mensaje del proveedor no está siendo lo suficientemente contundente o claro para la información que se está tratando. Un buen número de autores, especialmente en el contexto biosanitario, abogan por expresar de forma clara la información al paciente sin velar por ningún tipo de matiz para agradarle, pues puede significar una pérdida de tiempo valioso y, a la vez, causar malentendidos (Smith & Gunderman, 2010, pág. 320). Por ejemplo, abogan por la necesidad de informar con absoluta claridad a todos los pacientes de radiología sobre lo que muestran las pruebas porque supondrá ganar tiempo en los tratamientos.

En la siguiente conversación, el intérprete cambia también el tono del mensaje introduciendo el verbo modal de obligación en inglés *must*. El intérprete desea transmitir la obligatoriedad de las normas que le está comunicando al usuario, sin embargo, la trabajadora social no transmite la información con ese tono de obligatoriedad. El intérprete considera que, al tratarse de un centro de acogida, con unos horarios establecidos para llegar al centro y para las comidas, es necesario transmitir al usuario la importancia de seguir estas normas:

Tabla 92. Ejemplo de uso de verbos modales para cambiar el tono del mensaje

Servicio Público (SP) – A	Intérprete (SP/EN) – B	Usuario (EN) – C
A ver. La hora de levantarse son las ocho de la mañana el desayuno es a las nueve, la comida es a la una, la cena es a las…		
	_____, You **must** get up at 8 o'clock in the morning.	
		Ok.
	Breakfast is at 9 o'clock in the morning.	

(continuado)

Tabla 92. Continuación

Servicio Público (SP) – A	Intérprete (SP/EN) – B	Usuario (EN) – C
		Ok.
	Lunch is at one o'clock in the morning, sorry, in the afternoon one o'clock in the afternoon.	
Hay una hora de llegada al centro que son las nueve de la noche.		
	You must you **must** be in the centre at 9 o'clock at night.	

El uso del modal *must* también se observa en el siguiente fragmento, una vez más, transmitiendo la importancia de la información transmitida:

Tabla 93. Ejemplo de uso de verbos modales para cambiar el tono del mensaje

Intérprete (EN/SP) – A	Usuario (EN) – C
Yeah. I'm going to tell the nurse that. But eh we just want to make sure that you understand that you **must** wear…	
	XXX Yes yes, no problem.

Añadir o modificar verbos modales al mensaje por parte del intérprete como los casos anteriores es bastante frecuente. Otro ejemplo, esta vez con el modal *should*, puede observarse a continuación:

Tabla 94. Ejemplo de uso de verbos modales para cambiar el tono del mensaje

Servicio Público (SP) – A	Intérprete (SP/EN) – B
Dígale que sí, que es **muy importante** que esté aquí mañana por la mañana para informarle.	
	It is very important your husband **should** be in the morning, so he will speak with the doctor.

Aquí, el servicio público quiere transmitirle al paciente que "es muy importante" que el marido esté allí mañana, no siendo obligatorio, pero sí recomendable. El intérprete añade el modal de consejo *should* para transmitirle el tono de recomendación de esta información, y sus palabras omiten el matiz de obligación que habría tenido una oración utilizando el modal *must*.

4.6.3.3. Enfatizar la importancia del mensaje

En la siguiente situación del corpus, el intérprete percibe el nerviosismo del usuario y la necesidad de tomar algo para la situación por la que está pasando y, por ello, cambia ligeramente el tono del mensaje del paciente, añadiendo información para resaltar la importancia del mismo. Mientras que el usuario utiliza "craving for something else" (estoy desesperado por algo), "I need it very bad" (lo necesito desesperadamente), descripción del estado del usuario, cómo se siente, el intérprete utiliza la expresión "me está afectando mucho", centrándose en el efecto que el hecho de no tomar cierta substancia puede tener en su salud:

Tabla 95. Ejemplo de técnicas para enfatizar la importancia del mensaje

Servicio Público (SP) – A	Intérprete (SP/EN) – B	Usuario (EN) – C
Eh ¿toma alguna otra medicación?		
	Do you take any other medication apart from the insulin?	
		Yes, I actually I I really need something for my nerves I really eh **craving for something else** that calms down **I need it very bad.**
	Eh sí, necesito algo para calmar mis nervios, necesito eh algo porque **me está afectando mucho.**	
[…] ¿Tiene alguna enfermedad aparte de la diabetes?		
	Do you suffer do you suffer any other illness apart from diabetes?	
		No, but generally I I take some medicines that will calm my nerves when I am upset and at this point after all that happened I really need to take something for for my nerves.

(continuado)

Tabla 95. Continuación

Servicio Público (SP) – A	Intérprete (SP/EN) – B	Usuario (EN) – C
	No, en principio no, pero suelo tomar medicamentos cuando estoy nervioso para calmar mis nervios, digamos, en situaciones como las que estoy ahora porque **estoy agobiado** y quiero calmar mis nervios.	

Y al final, el intérprete añade "estoy agobiado", frase que no había sido pronunciada por el usuario y que resalta la urgencia y la importancia de que le suministren algo para sus nervios.

En el siguiente ejemplo, el intérprete también cambia el tono del mensaje añadiendo "molesta muchísimo" para transmitir la importancia del problema que tiene el paciente:

Tabla 96. Ejemplo de técnicas para enfatizar la importancia del mensaje

Servicio Público (SP) – A	Intérprete (SP/EN) – B	Usuario (EN) – C
		The only pain I had is because I am constipated… very very bad.
	Que está estreñido…Muy mal.	
		It's not normal like that not normal XXX.
	Que normalmente no tiene ese problema, pero eso le **molesta muchísimo** ahora.	

Cuando se transmite información médica muy delicada también se ha observado el cambio en el tono de la transmisión, sobre todo con el objetivo de que quede claro cuál es la información que se le está comunicando. Pueden existir situaciones, por ejemplo, en las que el médico esté proporcionando un diagnóstico sobre un tumor, emitiendo un mensaje muy impersonal, utilizando una pasiva refleja "se detecta…" y concluyendo con "de aspecto benigno". La intérprete puede querer transmitir esta información de forma que tranquilice al paciente y que éste tenga claro lo que se le está comunicando (el tumor es benigno y son buenas noticias) y puede utilizar expresiones como "the tumor seems benign", es decir, no solo el "aspecto", sino que el tumor en sí parece benigno. El intérprete también puede añadir un adjetivo para aclarar el mensaje, por ejemplo, si el médico dice que "hay un 90 % de que no pase nada", la intérprete lo traslada con la frase: "there is a 90 % chances that nothing **bad** will happen, however, the doctor can't assure you that 100 %".

Cuando se tratan temas de normas y de esquivarlas, sobre todo en cuanto a indicaciones médicas, es un tema peliagudo que tiene que tratarse con cuidado y, sobre todo, dejar claro que el hecho de saltarse esas normas es exclusivamente bajo la responsabilidad del paciente. A continuación, observamos como la enfermera le dice a un paciente que "si quiere salir con la silla de ruedas, ella no se lo va a decir al médico". El intérprete cambia el tono del mensaje añadiendo "it's under her responsibility" (bajo su responsabilidad) y que la enfermera, simplemente "is following the doctor's indications" (sigue las indicaciones del médico y que por eso ella no puede darle permiso para salir con la silla de ruedas). Añadiendo estas frases, el intérprete le transmite al usuario que no dejarla salir con la silla de ruedas no es una decisión de ella, sino del médico y que, si lo hace, es responsabilidad suya porque no cuenta con el permiso del personal sanitario, información obvia pero que, al no haberse mencionado, el intérprete cree conveniente que quede clara:

Tabla 97. Ejemplo de técnicas para enfatizar la importancia del mensaje

Servicio Público (SP) – A	Intérprete (EN/SP) – B
Pero que ella quiera salir con la silla de ruedas, no se lo voy a decir al médico.	
	If she wants to leave without a wheelchair, it's up to her, it's **under her responsibility**. Obviously, if she does that she won't tell the doctor, but **she is following the doctor's indications**.

Cambiar el tono del mensaje añadiendo elementos nuevos también puede conseguirse mediante el uso de adverbios, tal y como se muestra en el siguiente ejemplo:

Tabla 98. Ejemplo de técnicas para enfatizar la importancia del mensaje

Servicio Público (SP) – A	Intérprete (EN/SP) – B
Y que sí, que le recomiendo ahora que viene octubre se ponga la vacuna de la gripe.	
	And she recommends, she **highly** recommends that now that is going to enter fall or autumn as you people say, to get a vaccination, for the flu.

134   CONSIDERACIONES PARA LA FORMACIÓN DE INTÉRPRETES

En este caso, el servicio público enfatiza la palabra "recomiendo" y el intérprete opta por añadir el adverbio *highly* para transmitir ese énfasis que ha hecho el servicio público. Y, a continuación, vemos un ejemplo donde se ha añadido el adverbio *immediately* con la misma función:

Tabla 99. Ejemplo de técnicas para enfatizar la importancia del mensaje

Servicio Público (SP) – A	Intérprete (EN/SP) – B
Si el día de la revisión tendrá una cita para la revisión. Si hay algún problema antes, entonces que se venga por urgencias.	
	But If you have any problem, you know like similar what you had now, you come **immediately** to our urgency.

El servicio público le transmite que, si tuviera algún problema que fuera a urgencias, y el intérprete, conocedor de la importancia de esta información y queriendo enfatizar y dejar claro el mensaje, añade el adverbio *immediately*.

Por último, para enfatizar aún más una instrucción, el intérprete sustituye "caminar" por "poner un pie en el suelo", para recalcar la importancia de que tiene que guardar reposo. Con este cambio en el tono del mensaje, el intérprete le transmite que si el médico le dice que no puede caminar (quizás distancias más o menos largas), significa que literalmente, no podrá apoyar el pie:

Tabla 100. Ejemplo de técnicas para enfatizar la importancia del mensaje

Servicio Público (SP) – A	Intérprete (SP/EN) – B
Vale entonces eh, él sabe que se ha roto una cadera, que le han operado, y que probablemente el médico cuando vaya a darle de alta porque la operación ha ido muy bien le quiera mandar a casa pero que tal vez **no pueda caminar todavía en ese momento.**	
	You were operated, you can't remember. You were operated and the operation went on very well but whenever you are ready to go home, the doctor is very worried thinking who is going to look after you because you won't be able to walk on that leg, is that right?
Dile que al menos durante un par de semanas o tres.	
	For about two or three weeks, you **won't be able to put your feet on the ground.**

4.6.3.4. Formal vs. informal

Dentro de los cambios del tono de mensaje se ha observado un cambio de formalidad del mensaje.

En el siguiente ejemplo del corpus, el intérprete sustituye una palabra por otra, haciendo el mensaje más distendido e informal, pero sin quitarle la importancia necesaria. Mientras que el médico utiliza la frase "sin esfuerzo" (puede realizar vida normal, pero sin realizar esfuerzos importantes), la intérprete utiliza "not to make anything crazy" (sin hacer ninguna locura). El mensaje es el mismo, pero el tono que ha utilizado es más informal:

Tabla 101. Ejemplo de discurso informal

Servicio Público (SP) – A	Intérprete (EN/SP) – B
Vamos, que haga vida normal en casa, pero **sin esfuerzo.**	
	Yeah? You should be at home one week resting not to **make anything crazy,** but you can have a normal life, yeah?

En la siguiente muestra, no solo cambia el discurso formal del médico a uno más informal, sino que el intérprete se ríe. Mientras que el médico habla de "riesgo bajo", la intérprete utiliza "risk **very** low" (riesgo **muy** bajo), pero también vuelve a añadir "the possibility that something goes wrong…very small" (la posibilidad de que algo vaya mal…muy pequeña):

Tabla 102. Ejemplo de discurso en tono distendido

Servicio Público (SP) – A	Intérprete (EN/SP) – B
Y la prueba tiene **bajo riesgo,** pero el riesgo lo tiene más en personas operadas y con divertículos.	
	He says there is always **a risk very low,** normally with this test, but even in persons that have operation might be, there's always **a possibility that something goes wrong** (risas), **but very small one.**

Una estrategia similar es la que utiliza el siguiente intérprete, pero en este caso dota de un tono más formal a un mensaje más informal transmitido por el médico. El facultativo le pregunta si "transporta cosas pesadas" o "carga con alguna persona mayor", mensaje que puede ser ambiguo, ya que puede significar si "carga" literalmente, es decir, la mueve, la levanta, o si tiene cargas (familiares) de alguna persona mayor. El intérprete utiliza "in charge of" (está a cargo de) y añade la explicación: "any tasks that involves any sort of effort" (algunas tareas que supongan cualquier tipo de esfuerzo). Con esta descripción, el mensaje es más general y la idea del tipo de pregunta que se le está formulando está más clara para el paciente. También encontramos al final de este fragmento que, cuando el paciente contesta que está a cargo de "tres nietos", el médico intuye que pueden ser corpulentos y pesados, y pronuncia el término "gordos", y la intérprete, creyendo que puede ser ofensivo para la paciente, utiliza "big" (grande) en lugar de "fat" (gordo) u "overweight" (sobrepeso):

Tabla 103. Ejemplo de discurso en tono distendido

Servicio Público (SP) – A	Intérprete (SP/EN) – B	Usuario (EN) – C
Que si hace esfuerzos, si **carga con alguna persona mayor.**		
	Do you **carry heavy things?** Are **you in charge of** elderly people? Do you do any **tasks that involves any sort of effort?**	
		Um, tres eh nietos.
Mu **gordos.**	(Risas) Are they **big?**	

Por último, el médico sigue con su discurso más informal, afirmando que la cantidad de cafeína que toma el paciente es "mucha tela". El intérprete, cambia el tono de ese mensaje y utiliza "quite a lot that" (bastante):

Tabla 104. Ejemplo de discurso en tono distendido

Servicio Público (SP) – A	Intérprete (SP/EN) – B	Usuario (EN) – C
Vale. O sea que toma mucho té eh?		
		Y caffeine?
	Too?	
¿También?		
	Café, coffee too, you drink coffee?	
		Only one.
	Una una taza al día.	
Eso **es mucha tela** ¿eh?		
	Quite a lot that.	

Como Tebble (1999) y Hale (2002) afirman, la modificación o reducción de los elementos afectivos puede ser tan significativa como la modificación en el contenido. Hale (2002) en su estudio de 17 interacciones judiciales (inglés/español) comprobó que, aunque los intérpretes alcanzaran precisión en el contenido, la omisión de elementos relacionados con el estilo del texto de origen, cambiando el registro, añadiendo u omitiendo elementos afectivos del mensaje, podía debilitar la credibilidad del testigo y, por lo tanto, tener influencia en la decisión final. En esta situación, el intérprete desarrolla un papel que ella denomina *gatekeeper role*, mediando entre los pacientes y decidiendo qué transmitir y qué omitir (Davidson, 2000).

El cambio del tono de voz en el que se puede observar un nivel diferente de respeto, añadiendo o eliminado énfasis a ciertos comentarios (que puede que una de las partes lo utilizara con un propósito) o repitiendo, puede que deje de ser neutral, pues esté favoreciendo una de las partes y el tono original del mensaje cambie (Kelly, 2008, pág. 102), es por ello que es importante considerar cuáles pueden ser las consecuencias sobre el mensaje a la hora de cambiar de un registro formal a otro informal y viceversa.

4.6.3.5. *Transmitir malas noticias*

A la hora de transmitir malas noticias el intérprete no puede más que ser fiel al mensaje original del médico. Sin embargo, a veces se observa un cambio en el tono del mensaje. Una de las características importantes de este tipo de mensajes es que el usuario, el paciente en este caso, conozca la realidad de la gravedad del problema. Para ello, el intérprete recurre a la repetición.

En la siguiente situación, el médico le transmite al familiar del paciente "que es muy probable que muera", el intérprete repite la información para que quede clara al usuario. Además, utiliza la palabra "paciente" para distanciar al familiar de la persona que va a morir. Mientras la conversación prosigue, el familiar, en este caso la hija, quiere saber con más precisión cuánto le queda de vida a su padre y realiza la pregunta: "soon, imminently, ¿semana?, ¿mes?". El médico se ve un poco ofendido por la desconsideración de esta pregunta y por la forma en la que la realiza, que seguramente está causado por el momento de estrés y nerviosismo que sufre el familiar. El intérprete omite este comentario de reprobación del médico pues considera que es irrelevante, y que transmitir esta reacción del médico en momentos de agobio del familiar puede no ser la más idónea y no tiene utilidad alguna:

Tabla 105. Ejemplo de técnica para trasmitir malas noticias

Servicio Público (SP) – A	Intérprete (SP/EN) – B	Usuario (EN) – C
		Yes promptly eh, I wanted to know what are his chances of surv you know of recovering how long […]
Le estoy diciendo que es muy, que **es muy probable que se muera.**		
	The doctor tells me that it is very probably that the patient will die, **probably,** it is most **probably.**	
		Soon…imminently… ¿semana? ¿Mes?
Por favor es que preguntan una cosas…dile depende de cómo responda al tratamiento.		
	It depends of how he responds to the treatment.	
		Right but so far is not is not working any better.
Las cosas van yendo **mal** a pesar del tratamiento.		
	She says that he had already tried to explain you that in despite of the treatment, things are getting worse and **worse.**	

Por último, para transmitir la gravedad de la situación, la intérprete añade una repetición del adjetivo *worse*.

Transmitir malas noticias como diagnósticos de enfermedades terminales o gravedad en la situación de un familiar son situaciones bastante comunes en el contexto que nos ocupa y tanto los intérpretes que ya trabajan en este contexto como los estudiantes que lo van a hacer en un futuro deberían recibir formación sobre técnicas para transmitir tan delicados mensajes, pues no solo se trata de transmitir la información en sí, sino también las características de esas situaciones como es nerviosismo, enfado o preocupación de los usuarios.

4.7. Técnicas del intérprete

En este apartado se analizan las distintas técnicas que el intérprete utiliza para transmitir el mensaje. El intérprete en la mayoría de los casos no percibe un discurso bien organizado o coherente, y tiene que organizarlo para poder transmitir un mensaje con sentido. A veces también se encuentra con términos cuyo equivalente desconoce en la otra lengua y tiene que describirlos, o necesita una aclaración por parte del usuario o del servicio público.

4.7.1. Organización del discurso

En el contexto de los SSPP existe normalmente una desigualdad de poder de conocimiento entre ambas partes involucradas. El usuario suele acceder al servicio público en busca de información o ayuda, y en situaciones de desesperación, nerviosismo, tristeza, influyendo en la forma en la que transmite el mensaje. Este mensaje a veces llega al intérprete de una forma desorganizada, con muchas repeticiones, frases inacabadas, y el intérprete es el encargado de estructurar la información que el usuario le transmite, eliminar las repeticiones redundantes y darle sentido al mensaje.

En situaciones de emergencia, a veces se emiten frases incoherentes para describir el problema, por ejemplo: "he fell over in the bedroom and his head or his cheast and his eyes all blood", y el intérprete tiene que transmitir al médico una frase más coherente. Pero no solo el usuario emite frases desorganizadas, el servicio público se olvida de que sus preguntas tienen que ser transmitidas por un intérprete y también tiende a realizar varias preguntas en un mismo turno de palabra.

En el contexto en el que nos encontramos, realizar una entrevista médica o una visita médica o recomendaciones al alta, el discurso tiene que estar estructurado en turnos de preguntas y respuestas en los que cada pregunta y respuesta transmita un mensaje coherente y claro. Es por ello que el intérprete en la mayoría de los ejemplos aquí mostrados organiza el discurso que recibe por parte de ambas partes involucradas, evitando así la confusión.

El tipo de preguntas puede determinar el efecto de las mismas en los participantes. Si, por ejemplo, se utilizan *leading questions*, se produce un efecto de impotencia para el paciente, que quiere sentirse involucrado en la toma de decisiones y mantener un cierto grado de control sobre la misma (Cicourel, 1999, pág. 183). En este sentido, es necesario destacar el uso de *question tags*, utilizadas por los médicos para obtener información de los pacientes, pero también para resumir y buscar confirmación de lo que han entendido y para expresar empatía o *feedback* positivo (Harres, 1998).

El uso de preguntas directas al principio de la consulta puede no conseguir respuestas completas: si el paciente habla libremente, llega a un punto en el que se siente cómodo y seguro, y habla sobre el propósito real de la visita (Byrne & Long, 1976, pág. 37).

El intérprete también utiliza su técnica de organización del discurso para evitar que la cantidad de información y/o preguntas que el servicio público emite le lleguen al mismo tiempo. Una vez más, teniendo en cuenta la situación en la que se encuentra el usuario, que le realicen preguntas una a una, claras y sencillas, facilitará su respuesta a las mismas. Este tipo de técnica de organización del discurso distribuyendo las preguntas en diferentes partes es común en casos en los que una de las partes está describiendo o relatando una serie de eventos. Dividir y separar las distintas partes de este relato no solo ayuda al intérprete a ir transmitiendo poco a poco la información, sino que ayuda a organizar el discurso y a emitir frases cortas, sencillas y claras. A continuación, se muestra un ejemplo en el que la trabajadora social está intentando verificar la secuencia de eventos en la vida de un inmigrante desde que salió del último albergue. El intérprete recibe todas las preguntas en un mismo turno de palabra, a la vez, pero decide ir interpretando una a una:

Tabla 106. Ejemplo de organización del discurso

Servicio Público (SP) – A	Intérprete (SP/EN) – B	Usuario (EN) – C
Vale, entonces, por si acaso no me he enterado yo bien, pregúntale si desde que salió del albergue de _____ ha estado en la calle viviendo en una iglesia hasta que ingresa en el hospital y nos llaman para pedir cama aquí.		
	So when you left _____, you were living on the street in a church.	
		Yes.
	Until you went to the hospital.	
		Yes.
	Sí, correcto.	

En situaciones en las que el servicio público o el usuario emiten mensajes largos y no se deja tiempo al intérprete para ir trasladando la información, este tiene que interrumpir a dicha parte, sobre todo cuando prevé que va a proseguir una lista de preguntas o información. En el siguiente caso, el servicio público va a enumerar una serie de documentos que tiene que proporcionar el usuario y el intérprete, antes de que empiece esta enumeración, quiere avisar al usuario e interrumpe al servicio público:

Tabla 107. Ejemplo de interrupción para organizar el discurso

Servicio Público (SP) – A	Intérprete (SP/EN) – B
Aún no saben no tienen ninguna referencia. Bueno pues ahora yo pasaré a informarte de qué de qué trámites tiene que hacer […] Tiene que traer…	
	Un momento, le digo y vuelvo. I am going to tell you now what procedures you need you need to take…

La técnica de organización de la información no solo aparece en turnos de palabras largos y cargados de información, sino que también podemos observarla cuando una de las partes va emitiendo fragmentos de información, poco a poco, y el intérprete espera a tener todo el mensaje completo para poder transmitirlo. En la siguiente muestra, la trabajadora social quiere informar al paciente de las opciones que tiene una vez que sea dada de alta. Una de ellas es una ayuda a domicilio financiada por el gobierno regional. El intérprete intenta ir transmitiendo la información poco a poco, pero como la trabajadora social le interrumpe, no transmite ninguna información hasta que termina de recibir toda la información que contiene el mensaje completo. Para visualizar las interrupciones, se ha utilizado el símbolo /:

Tabla 108. Ejemplo de organización del discurso

Servicio Público (SP) – A	Intérprete (SP/EN) – B
Entonces tenemos varias opciones ¿vale? Una sería ayuda a domicilio/	
	/you've got two options/
/por parte del ayuntamiento/	
	One help…mm…one help at home that would be sponsored by the town hall.

(*continuado*)

Tabla 108. Continuación

Servicio Público (SP) – A	Intérprete (SP/EN) – B
Ajam pero creo que no va a ser posible porque ya tenéis a través de la Junta de _____ a la otra chica/	
	/Ok but she/
/entonces va a ser incompatible/	
	/Ok but she says/
/¿Vale?/	
	/that is not very… she doesn't think it would be possible because you already have somebody that comes from la Junta de _____ and if you have one that comes XXX it will be incompatible with the other, but she is going to give you other solutions.

En el contexto del informe de alta, el paciente tiene que recibir instrucciones muy claras sobre los pasos a seguir una vez que salga del hospital. Aunque la enfermera emite un mensaje claro, en la siguiente muestra vemos cómo el intérprete separa la información en dos turnos de palabra, primero le comunica que le van a dar dos informes (además, verifica que recibe la información mediante el marcador discursivo *right?*) y después le explica a quién tiene que darle cada informe:

Tabla 109. Ejemplo de organización del discurso

Servicio Público (SP) – A	Intérprete (SP/EN) – B	Usuario (EN) – C
Un momentito por favor. Son dos informes de alta uno para ellos y otro para su médico de cabecera.		
	Ok. She's going to give you two medical reports. They're just copies, **right?**	
		Right.
	One is for you and one is for your doctor, your GP yeah?	
		Yeah.

4.7.2. Reformulación

Con la técnica de reformulación el intérprete emite un mensaje claro y directo, dando sentido a frases incoherentes o repetitivas. Esta técnica suele aparecer en situaciones en las que el usuario está muy nervioso y repite muchas veces la misma información, incluso las frases que gramaticalmente no tienen sentido. O en el caso de la teleinterpretación, cuando solo existe un único aparato telefónico y el usuario y el servicio público tienen que compartirlo para hablar con el intérprete, pues no puede existir una interpretación después de cada frase o fragmento, sino que tiene que escuchar toda la información, y una vez que se pase el teléfono a la otra parte, reformularla.

En el siguiente ejemplo en el contexto de los servicios sociales, el inmigrante informa a la trabajadora social de que ha estado durmiendo en un edificio en construcción con un amigo y este edificio no tenía puertas y pasaba frío. El usuario emite frases sueltas, es interrumpido por el intérprete porque este desea ir interpretando lo que escucha y, al final, el intérprete reformula todos los trozos de información en un mensaje claro y directo:

Tabla 110. Ejemplo de reformulación del mensaje del usuario

Intérprete (SP/FR) – B	Usuario (FR) – C
	Non j'ai amigo qui travaille, et moi je dormais avec amigo, lui il fait XXX. Et moi je dors, je dors XXX mais tu vois les immeubles, les immeubles en construction.
Oui.	
	Ils n'ont pas les portes J'ai froid, frio/
/Eh/	
	/J'ai froid/
/Pues, no, vivo con un amigo que/	
	/Albergue Je voudrais un albergue por favor/
/Oui/	
	/J'ai J'ai _____/
[...] **Dice que no, que vive con un amigo que es vigilante, que trabaja pues de vigilante en edificios en construcción y que él vive allí pero que en esos edificios pues hace frío, ni hay puertas ni hay ningún tipo de instalación y que, que necesitaría un albergue porque está en condiciones malas.**	

Los intentos por interrumpir para poder ir interpretando también ocurren cuando el servicio público habla. A continuación, se observa cómo la trabajadora social va transmitiendo información y el intérprete asiente (vale) para intentar interrumpir y poder traducir. El intérprete decide esperar hasta el final, y una vez que ha obtenido toda la información, la reformula, una vez más, en un mensaje claro y sencillo de entender:

Tabla 111. Ejemplo de reformulación del mensaje del servicio público

Servicio Público (SP) – A	Intérprete (SP/FR) – B
Ese es el informe que le voy a hacer yo. Le voy a hacer el informe.	
	Vale.
Con copias para que lo presente donde le pidan un informe de servicios sociales.	
	Vale.
Le voy a dar varias copias para que él lo pueda ir presentando.	
	Vale.
En donde voy a explicar la situación que tiene y que necesita que le, que le den comida o lo que en ese momento él, le puedan dar en la asociación. ¿Vale?	
	¡Muy bien! **Donc ce que vous, ce qu'on vous a demandé jeudi à l'association où vous êtes allé, c'est ce que va vous donner la personne. D'accord?** Elle va vous donner euhh, un, **un rapport avec plusieurs copies et vous allez pouvoir les donner à plusieurs endroits** […]

En la siguiente situación, el médico intenta explicar al paciente que cuando el líquido que tiene en el pulmón haya sido evacuado, quizás note dolor por el catéter. El intérprete, para ir trasladando la información poco a poco, intenta interrumpir al médico (*Yes, because*), pero el facultativo continúa. Al final, el intérprete espera a que termine la transmisión del mensaje para interpretarlo:

Tabla 112. Ejemplo de reformulación del mensaje del servicio público

Servicio Público (SP) – A	Intérprete (SP/EN) – B
Bien. Sí porque ahora tiene mu eh tenía mucho líquido eh ahí en la pleura, y a la medida que vaya saliendo y el pulmón vaya recobrando/	
	/Yes because/
/Es posible que todavía note dolor porque cuando ya haya eh poco líquido el tubo dentro lo que hace es estorbar un poquito y molestar.	
	Aham.
Pero …	
	He said it is normal because the liquid you have too much liquid on your lungs. Now that is the reason why you have this pain but now when the liquid goes away, you might again have a little pain because since there is no more liquid the catheter XXX probably bother.

Las instrucciones médicas contienen un alto contenido de información importante que el paciente tiene que recordar, medidas, tiempos, fechas, y en este tipo de situaciones, si la toma de notas no es posible o no se realiza (en el caso de las situaciones que forman parte de este estudio, la toma de notas no se realizó en ninguno de los casos de interpretación cara a cara), el intérprete tiene que transmitir el mensaje en pequeñas "dosis", evitando que el servicio público emita mensajes largos con gran cantidad de información que pueda olvidarse a la hora de interpretar. En la siguiente situación, la enfermera transmite una serie de indicaciones médicas en turnos de palabras largos y cargados de información. El intérprete no utiliza la toma de notas, pero interrumpe al profesional médico reafirmando alguna parte de ese mensaje que acaba de escuchar, una frase o término clave que resume el mensaje de la enfermera.

Tabla 113. Ejemplo de reformulación del mensaje del servicio público

Servicio Público (SP) – A	Intérprete (SP/EN) – B
Tiene que tomar amoxicilina de 500 cada ocho horas durante siete días. Este es el antibiótico que tiene que tomarlo tres veces al día durante una semana. Luego tiene un comprimido cada ocho horas […] Cada ocho horas durante una semana y luego tiene un comprimido cada ocho horas/	
	/cada ocho horas/
/con dolor. Si no tiene dolor no hace falta que se lo tome, lo que se tiene que pedir es cita la consulta de enfermería para venir dentro de cinco días y retirarle la sonda/	
	/la sonda, yeah/
/y luego en tres semanas para el resultado en consulta de urología, entonces ellos tienen que bajar abajo para pedir estas dos citas/	
	/las dos citas.
La de la enfermera y la de urología.	Aham. Ok
Entonces, a lo mejor ya en la consulta de urología le dan el resultado de la biopsia y a lo mejor ya no le llaman por teléfono y ya le explican allí todo.	
	Ok.
Si tuviese a una complicación…dolor, molestia, sangrado, pues tiene que acudir a urgencias.	

Una vez que la enfermera ha terminado de transmitir las instrucciones y el intérprete ha ido recordando la información mediante interrupciones utilizando alguna parte de la información que está escuchando (palabra o frase clave), utiliza la técnica de reformulación para transmitirlo al usuario:

Tabla 114. Ejemplo de reformulación del mensaje del servicio público

Intérprete (SP/EN) – B	Usuario (EN) – C
Ok. This is just the medication.	
	(Relative) Yes.
Alright. This is the antibiotic.	
	(Relative) Yes.

Tabla 114. Continuación

Intérprete (SP/EN) – B	Usuario (EN) – C
Which is one every eight hours and that's only for seven days. I'll write them down for you, and nolotil is for pain one every eight hours. If he needs it, don't take it otherwise, yeah?	
	(Relative) Right, right.
And he's got to make two appointments downstairs at outpatients.	
	(Relative) Right.
One is to have the…eh…tube taken out.	
	(Relative) Out…right.
And to see the urologist, to see the specialist, yeah? So if you take that downstairs and just get on this they'll make you two appointments for you.	
	(Relative) Right, right ok. For two appointments, so that's what that means if necessary.
Yeah, if necessary, and here they make the two appointments […] to have the tube taken out […] that's in five days […] And in three weeks, make an appointment with the urologist, but you could do that downstairs all at one go.	
	(Relative) Alright alright.
And um, now, if there's a problem at all, then obviously to come back to the emergency, and that's if there's any blood or he's got pain, you know unusual things. Ok? And now, while she's giving him the Seguril, he needs a diuretic because his legs are very swollen.	

En esta situación, la falta de toma de notas, o no haber utilizado la interrupción para detener el turno de palabra de la enfermera y haber interpretado fragmentando la información puede dar lugar a omisiones importantes. Sin embargo, la reformulación es una técnica que, como vemos en el siguiente ejemplo, se utiliza y puede ser recomendable en mensajes claros, directos y cortos. A continuación, se muestra como el servicio público emite un mensaje sencillo:

Tabla 115. Ejemplo de reformulación del mensaje del servicio público

Servicio Público (SP) – A	Intérprete (SP/EN) – B
Es un poquito, el prolapso, la cirugía no va a hacer nada mejor que lo que tiene ahora. La cirugía en el mejor de los casos la deja igual que está […] que eso es una cosa muy simple, que tiene poco riesgo.	
	Aham.
Respecto a la cirugía.	
	Aham.
Y nosotros normalmente si la paciente está bien no…	
	He's trying to explain you that that silicon ring is a good option, and safe option. It has less risks than surgery and the results will be more or less the same, so it won't give you eh better results.

En el contexto de los SSPP, muchos usuarios se comunican con el intérprete en un idioma que no es su lengua materna. Sus mensajes se producen en muchos casos con incoherencias debido a los fallos gramaticales, a la falta de vocabulario que, junto con el estado de nerviosismo o de preocupación en el que se encuentran, producen mensajes incoherentes. El intérprete tiene que utilizar esta técnica de reformulación para producir un mensaje con el mismo sentido, pero gramaticalmente correcto. También es frecuente que en este estado de nerviosismo y utilizando un idioma que no es su lengua materna, utilice muchas repeticiones. Después de un turno de palabra largo y cargado de repeticiones, la intérprete reformula el contenido y produce un mensaje claro y sencillo.

En todos estos ejemplos, el intérprete tiene que hacer uso de técnicas de reparación y retroceso, sobre todo cuando el hablante vuelve a retroceder a lo que acaba de decir y empieza de nuevo, esta vez con un orden distinto o secuencias de palabra distintas (Biber, Stig, Leech, Conrad, & Fineg, 1999, pág. 1062).

Según Biber *et al.* (1999, pág. 1062), existen cuatro tipos de situaciones en las que el orador empieza a producir frases que luego no termina:

- frases incompletas cuando el orador abandona esa frase, "repara" y empieza una nueva,
- frases incompletas cuando el orador es interrumpido por otro orador,
- frases incompletas cuando el receptor "repara" la frase terminándola,
- frase incompleta porque se abandona la misma.

El intérprete debe predecir lo que el hablante va a decir para llevar con éxito la conversación, y esta predicción se realiza reconociendo el tipo de frase que se va a utilizar, clasificando este tipo de frases como pares que forman parte de respuesta/pregunta, saludo/saludo, petición/ofrecimiento, o petición/declinación, en los que un orador produce uno de estos pares y se hace predecible el otro par que va a emitir el otro orador (Mey, 1993).

También el intérprete reorganiza la información para ayudar en la coherencia del mensaje. Cuando el médico, en el siguiente ejemplo, produce diferentes trozos de información, el intérprete escucha y después lo interpreta de una vez, cohesionando la información que ha recibido por parte del médico y adaptándolo al nivel cultural del paciente:

Tabla 116. Ejemplo de reorganización de la información del discurso

Servicio Público (SP) – A	Intérprete (SP/EN) – B
Y si aparece de nuevo el líquido entonces ya hay que hacer eh…otra prueba […] Que consiste en coger una biopsia desde dentro pero en quirófano […] Eso se eso lo que pasa se ha…si llega el momento en que haga falta hacerlo hay que hacerlo en _____.	
	We are doing in these circumstances is that we will control, you know, you will have to come back after, I don't know XXX.
Si probablemente quiera verlo en un par de semanas tres y luego a lo mejor según como vaya.	
	And two or three weeks, depending how it is and if this happens again that you will accumulate liquid in your lungs, they will have to make another test, otherwise we just keep you controlling you know, but if we have to do another biopsy, it will have to be in _____ but we'll see what happens […].

Esta técnica de reorganización de información para proporcionar cohesión también aparece en la siguiente muestra. Estamos ante un médico que emite un mensaje con diferentes fragmentos de información, el intérprete escucha, y después emite un mensaje organizado y coherente que sea más fácil de entender para el usuario:

Tabla 117. Ejemplo de reorganización de la información del discurso

Servicio Público (SP) – A	Intérprete (SP/EN) – B
Claro, el líquido es muy bueno para el riñón pero él tiene un problema añadido es que tiene, eh…dificultad respiratoria, entonces claro si toma demasiado líquido pues también respira peor, entonces, eso lo tiene que controlar muy bien su médico de cabecera, entonces para la empieza del riñón es muy aconsejable que beba agua [...] Pero claro se puede sobrecargar.	
	Alright. What she's saying is that you have to drink a lot of water because it helps the kidneys, right? But unfortunately, drinking too much water will make your breathing worse, so what you want to do is to make sure that you go and see your medical doctor, your GP, because he's going to have to control this very very eh strictly, ok?, Yeah?

4.7.3. Adaptación del mensaje al nivel cultural de los participantes

El intérprete, conocedor del nivel cultural del usuario, adapta el mensaje para que sea más comprensible. En el siguiente ejemplo, el servicio público utiliza términos como "autorizar", "confidencial" y el intérprete utiliza *give them that information, if you say yes, the information is secret*. En esta ocasión, la información en inglés pierde parte del significado formal de los términos en español y genera un falso sentido que puede causar confusiones importantes y con consecuencias legales que pudieran sobrevenir:

Tabla 118. Ejemplo de adaptación del mensaje al nivel cultural del usuario

Servicio Público (SP) – A	Intérprete (SP/EN) – B
Hay una ley de protección de datos, según la cual la información que tú nos das **está protegida**, pero para luego, bueno, si quieres vas traduciendo.	
	There is a law of protection of information. This means that the the that you tell the doctors will not be shown to anybody else, they won't tell anybody else, they will be confidential, ok?

Tabla 118. Continuación

Servicio Público (SP) – A	Intérprete (SP/EN) – B
[…] Y poder coordinarnos con otros profesionales para mejorar su situación en el centro. **Necesitamos que necesitamos que nos autorice.**	
	Ok, so they can organise your doctors and your care, **they need you to give them that information.**
[…] Yo no sé si él si él dice que sí le tienes que firmar un papel que se queda en historia y y ya está.	
	Ok. So **if you if you say yes**, you must sign a piece of paper, ok? […] Yes, if you say "yes" I will give information to the doctors and **that information is secret ok**, is confidential then you must sign a piece of paper to give permission for them to ask you questions, ok?

En la siguiente situación, el intérprete no conoce el equivalente de "postizo" y se inventa un término inexistente en la legua inglesa y como el usuario no lo entiende, utiliza una explicación "are their yours?":

Tabla 119. Ejemplo de adaptación del mensaje al nivel cultural del usuario

Servicio Público (SP) – A	Intérprete (SP/EN) – B	Usuario (EN) – C
Vale, ¿dentadura postiza?		
	Do you have **postice** teeth?	
		XXX Sorry.
	Your teeth? **Are they yours?** Or are they postice?	
		Part false.
	En parte son postizos.	

Dentro de esta adaptación cultural, encontramos situaciones en las que el intérprete omite el término altamente especializado y proporciona una explicación del mismo, pues considera que el usuario no conoce ese término y que solo comprenderá el mensaje si se adapta a su nivel cultural:

Tabla 120. Ejemplo de adaptación del mensaje al nivel cultural del usuario

Servicio Público (SP) – A	Intérprete (SP/EN) – B
Pero algunas veces para quitar el dolor damos dormimos de cintura para abajo **damos un pinchazo en la espalda**, se llama **anestesia raquídea**.	And sometimes eh to remove pain eh we apply **general anesthetic to your back.**

En este último caso, el intérprete ha omitido el término específico y solo ha trasladado la explicación del mismo que ya había sido proporcionada por el médico (pinchazo en la espalda) y lo transmite como *we apply general anesthetic to your back*.

En el siguiente ejemplo, vemos como el discurso proporcionado por el facultativo está lleno de frases formales que son adaptadas por el intérprete a un registro menos formal más conveniente para comunicarse con el usuario:

Tabla 121. Ejemplo de adaptación del mensaje al nivel cultural del usuario

Servicio Público (SP) – A	Intérprete (SP/EN) – B
Sí porque ahora tiene mu eh…tenía mucho líquido eh…ahí en **la pleura** y a la medida que vaya saliendo y **el pulmón vaya recobrando** […] Es posible que todavía **note dolor** porque cuando ya haya eh…poco líquido el tubo dentro lo que hace es **estorbar** un poquito y **molestar**.	He said it is normal because the liquid you have too much liquid on your **lungs** […] Now that is the reason why you have this pain but now when **the liquid goes away**, you might again **have a little pain** because since there is no more liquid the catheter probably **bother.**

Términos como "pleura", "recobrar", "notar dolor" y "molestar", son sustituidos en la interpretación por *lung, have this pain, liquid goes away* y *bother*.

Son frecuentes los casos de usuarios que se encuentran en situación de desigualdad o desamparo por determinados motivos y a esto se añade que su nivel cultural sea escaso y que pertenezcan a un estrato social bajo. Éste es el caso de

Técnicas del intérprete

la interacción que aparece en el siguiente fragmento, de forma que el intérprete debe adaptar el mensaje de la trabajadora social:

Tabla 122. Ejemplo de adaptación del mensaje al nivel cultural del usuario

Servicio Público (SP) – A	Intérprete (SP/FR) – B
[...] Dile, que estamos intentando eh...**expedirle un documento de identificación**, algo parecido a un pasaporte para que él pueda ir **funcionando eh... socialmente**, es decir para intentar poder buscar una solución a la situación que tiene [...] el consulado belga, con el cual ya hemos contactado, nos pide que **él solicite formalmente la expedición de ese documento,** y que tiene que firmar esa solicitud, que si la quiere leer pues que puede leerla tranquilamente es una solicitud de, de petición de un pasaporte [...]	
	L'assistante sociale m'a dit que **le consulat belge a envoyé ces deux documents** pour que vous pouvez les signer, pour qu'on puisse arriver à vous faire les pa **les papiers concernant votre situation**. Eh...si vous aviez des papiers, un sorte de passeport quelque chose comme ça. Et comme ça, on peut faire tout le nécessaire pour que vous puissiez avoir les chances nécessaires, dont nous avons besoin mais pour faire cela il faudrait que vous signiez là pour que le consulat puisse commencer à faire les papiers [...]

Los cambios que se observan son: "expedirle un documento de identificación" por *les papiers concernant votre situation* o "el consulado pide que él solicite formalmente" por *le consulat a envoyé ces deux documents pour que vous pouvez les signer*.

A continuación, describimos un ejemplo donde el intérprete sustituye la terminología especializada por el lenguaje común. Por ejemplo, "tórax" lo interpreta por *the upper part of your body*. En algunos casos, esta adaptación se realiza por el nivel cultural del paciente, en otros, por desconocimiento del término especializado:

154   CONSIDERACIONES PARA LA FORMACIÓN DE INTÉRPRETES

Tabla 123. Ejemplo de sustitución del término especializado por término común

Servicio Público (SP) – A	Intérprete (SP/EN) – B
Muy bien…eh…el último **escáner de tórax,** de lo que nosotros estamos llevando que es su problema pulmonar ¿eh? […] El último escáner que tenemos hecho de él es de abril.	Ok the last scanner that she has was done in the month of April, the scanner has has to do with the thorax with **the upper part of your body.**

La intérprete prosigue en esta conversación con las adaptaciones y "pruebas de función pulmonar" son interpretadas como *capacity of your lungs*:

Tabla 124. Ejemplo de sustitución del término especializado por término común

Servicio Público (SP) – A	Intérprete (SP/EN) – B
Entonces, lo que vamos a hacer es solicitar un escáner y pedir unas **pruebas de función pulmonar** para ver qué tal está esto y verle a usted pues en un par de meses.	Ok she says that she is going to ask eh, ask eh, for you to have a scanner and then some tests which is going to see **the capacity of your lungs** and eh then when you come back they will take a look at the results and then eh…

También la adaptación se realiza por otros motivos, por ejemplo, para evitar la confusión. Prueba de ello es el siguiente ejemplo en el que el médico utiliza el adjetivo "tranquila" para preguntar si su respiración está mejor, menos agitada, pero si el intérprete hubiera utilizado el equivalente en inglés de dicho adjetivo, *calm*, el mensaje podría no haber sido suficientemente claro, y es por ello que opta por traducirlo por "easy":

Tabla 125. Ejemplo de sustitución del término especializado por término común

Servicio Público (SP) – A	Intérprete (SP/EN) – B
Muy bien, y sí la, respiración más **tranquila** ¿no? ¿De ayer?	Your breathing is **easier** since yesterday?

A continuación, en el siguiente fragmento el término "incontinencia" es interpretado como *urine problem*, pero aquí con la adaptación del mensaje se ha perdido el sentido, pues "problemas de orina" no tienen por qué significar "incontinencia". En este caso, tendría que haberse utilizado "pérdida de orina" si el intérprete deseaba adaptar el mensaje especializado. "Bultos genitales" también se adaptó usando *lower parts*, aunque aquí el sentido corre menos riesgo de perderse pues el paciente ya había comentado al médico que tenía "bultos en los genitales" por lo que "partes bajas", se entiende que tiene el mismo significado:

Tabla 126. Ejemplo de sustitución del término especializado por término común

Servicio Público (SP) – A	Intérprete (SP/EN) – B
Ella solo nota lo de la **incontinencia,** no nota **bultos genitales** ¿no?	
	Do you have any lumps or something? On your **lower parts**? It's just a **urine problem** or do you have noticed?

El término "esfuerzo" también en un primer momento causó duda en el intérprete y es por ello que el facultativo se apoya en ejemplos para que se entienda el sentido de su pregunta. El intérprete deja la palabra *effort* para el final de su interpretación, pero proporciona en primer lugar diversos ejemplos para que el sentido sea entendido por parte del paciente, como, por ejemplo, la frase "carry heavy things" (lleva cosas pesadas):

Tabla 127. Ejemplo de adaptación al nivel cultural del usuario

Servicio Público (SP) – A	Intérprete (SP/EN) – B
No, y hace **esfuerzo** habitualmente.	
	Eh ¿perdona?
Que si hace esfuerzos, si carga con alguna persona mayor.	
	Do you, do you **carry heavy things**, do you, are you in charge of elderly people do you do any tasks that involves any sort of effort?

La conversación prosigue y el médico vuelve a utilizar un término especializado "fórceps o ventosas". El intérprete desconoce el equivalente, pero comprende el concepto y es por ello que utiliza la explicación "device to help the baby come out":

Tabla 128. Ejemplo de adaptación al nivel cultural del usuario

Servicio Público (SP) – A	Intérprete (SP/EN) – B
Sí, eh, ¿parto normal o utilizaron **fórceps o ventosas?**	
	Did you use any **device to help the baby come out?** It was a normal delivery.

Además, también observamos cómo el intérprete afirma "it was a normal delivery" y no formula esta frase como tipo pregunta, tal y como el ginecólogo había formulado.

En cuanto al término especializado "cultivo", el intérprete opta también por traducirlo mediante una generalización *urine test*, perdiendo parte del sentido puesto que una prueba de orina no siempre es un cultivo al tratarse esta última de una prueba con una duración y técnicas específicas:

Tabla 129. Ejemplo de sustitución del término especializado por término común

Servicio Público (SP) – A	Intérprete (SP/EN) – B
Bueno, ahora mismo el **cultivo** que le hicieron es normal.	
	Now the, the **test, the urine** test they did is normal, the one, the recent one you had done is normal.

En el siguiente fragmento, encontramos el uso de "preoperatorio", que es el término utilizado entre el personal médico para referirse a todas las pruebas que se le realizan a un paciente antes de una intervención quirúrgica. La intérprete, en este caso conocedora de este protocolo, utiliza *presurgery tests* para que el paciente entienda este término:

Tabla 130. Ejemplo de sustitución del término especializado por término común

Servicio Público (SP) – A	Intérprete (SP/EN) – B
Pues le vamos a pedir el **preoperatorio** y	
	So he's going to order some **pre surgery tests,** ok?

En esta conversación, se utilizó un intérprete cualificado, es por ello que se encuentran diversas adaptaciones culturales y explicaciones de términos especializados que, si bien el intérprete conocía su equivalente exacto en el idioma meta, prefirió optar por explicaciones y adaptaciones para que el mensaje fuera claro.

En los siguientes ejemplos en los que ha participado también el intérprete cualificado, vemos como opta por utilizar tanto el equivalente especializado como el término común:

Tabla 131. Ejemplo de sustitución del término especializado por término común

Servicio Público (SP) – A	Intérprete (SP/EN) – B
Vale. ¿Cuántos **partos** ha tenido?	
	How many **labours**? How many times have you **given birth**?

Así el término "parto" ha sido interpretado por tanto utilizando el término especializado *labour* como el común, *give birth*.

Tabla 132. Ejemplo de sustitución del término especializado por término común

Servicio Público (SP) – A	Intérprete (SP/EN) – B
Se tiene que hacer el preoperatorio, que es una **analítica de sangre** un **electrocardiograma** y una placa de tórax.	
	Ok, you need to go to your health center to have some presurgery tests being done, one is a **blood test**, an ECG, eh **electric-cardiogram**, an **x-ray of your thorax,** so you can have it done in your health center

Y en el fragmento de arriba se observa como "analítica de sangre" se interpreta como *blood test*, el término no especializado. Pero con "electrocardiograma", no solo se utiliza el término especializado *electric-cardiogram*, sino que también utiliza las siglas *ECG*, y "placa de tórax" se interpreta como *x-ray*. Aquí se muestra una vez más cómo el conocimiento terminológico que el intérprete cualificado tiene del contexto médico puede tener como consecuencia una interacción satisfactoria, especialmente cuando se trate de usuarios que tengan un nivel cultural elevado y ciertos conocimientos de la patología que padecen. Si este no fuera el caso, el intérprete profesional igualmente debe tener la competencia necesaria para simplificar la información en la medida de lo posible y adaptarla al registro en consonancia con el nivel cultural del paciente.

En el caso de intérpretes cualificados y con experiencia en el campo biosanitario, estos poseen la capacidad de ofrecer una equivalencia más especializada que el término común que originalmente produce el usuario. En el siguiente ejemplo del presente corpus se ha observado, por ejemplo, cómo el usuario utiliza *sewing*, y la intérprete opta por "puntos" y no "hilo":

Tabla 133. Ejemplo de uso del término especializado

Servicio Público (SP) – A	Intérprete (SP/EN) – B	Usuario (EN) – C
Que le cuesta un poco, entonces ell eh…tiene un prolapso, cuando la operaron no le pusieron malla ¿no?		
	[…] The doctor would like to know if you, when you had the surgery were you put in some mesh or some device or something.	
		[…] I had **sewing**.
	Unos **puntos** le pusieron.	

Y en este último caso, la intérprete incluso busca la sigla equivalente de la utilizada por el paciente (ACV):

Tabla 134. Ejemplo de uso del término especializado

Intérprete (SP/EN) – B	Usuario (EN) – C
Mmm, in your family, chances of any illness or seriousness that you know from your mother or father?	
	No, my mother my father, my mother yes, she had a stroke in the family, it's all **CVA**.
[…] No, vamos desde el punto digestivo, no, su madre tenía una **ACV**, y su padre […].	

En la siguiente conversación, la intérprete utiliza el término especializado porque el que ha utilizado el médico puede llevar a la confusión (la palabra "relaciones" en español, en el contexto de consulta de ginecólogo, lleva implícita la idea de "relaciones sexuales", pero en inglés *relations*, no la lleva):

Tabla 135. Ejemplo de uso del término especializado

Servicio Público (SP) – A	Intérprete (SP/EN) – B
¿Normalmente tiene **relaciones**?	
	Do you have eh, usually, eh…intercourse, **sexual intercourse**?

Este tipo de adaptaciones de ciertas expresiones relacionadas con el servicio público son muy frecuentes, como "dar de alta", "reconocer a un paciente", "orinar", etc. Este tipo de estrategias basadas en la práctica profesional real deberían estar presentes en los programas de formación y deberían formar parte de la enseñanza a futuros intérpretes.

A continuación, recogemos tres ejemplos más donde se utiliza la estrategia comentada arriba:

Servicio Público (SP) – A	Intérprete (SP/EN) – B
Vale, y una vez que le **den el alta** él va a contar con su mujer para que le ayude a las actividades básicas como pueden ser, el aseo personal, la alimentación.	When **they send you home,** can you count on your wife to do your personal cleaning and to look after you, to cook for you to clean you and so on? Is she capable of doing that?
Bueno pues entonces si quiere paso a **reconocerlo** y ya vosotros os podéis ir.	Ok. She is going to **take a look** at you and we are leaving.
No, **urine urine**	Pee

En estos tres últimos ejemplos, vemos cómo términos especializados como *urine*, "reconocer" o "dar el alta" han sido adaptados por *pee, take a look* y *send you home*.

4.7.4. Omisiones

Una omisión en el campo de la interpretación se ha considerado como error o como lo que Pöchhacker (2004, pág. 142) denomina "lexico-semantic 'deviations' from the source text". Napier (2004) trató la omisión en su estudio entre intérpretes de lenguaje de signos y no solo identificó las omisiones realizadas por los intérpretes, sino que también prestó atención a la concienciación del intérprete de que había realizado una omisión y las razones que había detrás de esta decisión. La autora identificó cinco categorías específicas basadas en si los intérpretes eran conscientes de la omisión, si estas eran estratégicas o intencionadas, prestando atención a los factores que podían haber influido como la densidad léxica, la familiaridad con el contexto discursivo o el tema tratado (Napier, 2004, pág. 118). Es por ello que, dado el conocimiento que el intérprete posee de ambas culturas y ambos idiomas, infiera lo que ambos entienden mutuamente y tome decisiones en el plano lingüístico y cultural produciendo una interpretación efectiva para ambas partes (Napier, 2004, pág. 119).

Este tipo de omisiones pueden ser aceptables si aun así se interpretan las palabras claves (Napier, 2004, pág. 123). Las omisiones también pueden ser consideradas como errores de actuación debido al cansancio, lapsus de memoria, presión, etc. (Kopczynski, 1980, pág. 85). Aun así, algunas de estas omisiones son consideradas como decisiones conscientes tomadas por el intérprete para reducir la cantidad de información transmitida en el idioma meta (Napier, 2004, pág. 124). Wadensjö (1998) también menciona las omisiones y las distribuye en *zero renditions* y *reduced renditions*. Nos parece relevante recoger la taxonomía de Napier (2004) que puede ser extrapolable a nuestro estudio y trataremos aplicarla después a nuestro análisis con ejemplos tomados de dicho corpus:

- **Omisiones estratégicamente conscientes** (*Conscious strategic omissions*): omisiones realizadas conscientemente por el intérprete, decisión tomada para mejorar la efectividad de la interpretación. El intérprete decide qué información tiene sentido en el idioma meta y qué información es culturalmente relevante y qué es redundante.
- **Omisiones intencionadas conscientes** (*Conscious intentional omissions*): omisiones que producen una pérdida de información importante. El intérprete es consciente de esta omisión y ha optado por la misma, ya que no comprende un término o concepto en concreto, o no puede buscar el equivalente en el idioma meta.
- **Omisiones no intencionadas conscientes** (*Conscious unintentional omissions*): omisiones que causan una pérdida de información importante. El intérprete es consciente de esta omisión, pero no escogió realizarla de forma intencionada. Una vez que ha escuchado el término, decide "guardarlo" a la espera de conseguir más información del contexto o un significado más completo. Sin embargo, debido a obstáculos temporales, este término no se recupera y se omite por completo.
- **Omisiones receptivas conscientes** (*Conscious receptive omissions*): omisiones que causan una pérdida de información importante. El intérprete es consciente de esto, pero no puede descifrar lo que se dice debido a la calidad del sonido.
- **Omisiones no conscientes** (*Unconscious omissions*): omisiones que contribuyen a una pérdida de información importante. El intérprete no es consciente de la omisión y no recuerda haber escuchado el término.

Los resultados de este estudio demostraron que las omisiones estratégicas de forma consciente se utilizaron como estrategia lingüística por todos los intérpretes y que la familiaridad con el tema o el trasfondo académico del intérprete no influyeron en la frecuencia de ese tipo de omisiones. También, aquellos que estaban más familiarizados con el contexto del discurso y el tema estaban mejor equipados con el conocimiento contextual necesario para predecir la información que se iba a presentar y para "suponer" los elementos léxicos que no se podían escuchar bien. Otro resultado fue que la densidad léxica del texto origen y la familiaridad con el mismo afectaron al número y tipos de omisiones del intérprete. Este estudio se realizó en un contexto académico (un seminario universitario) y con intérpretes de lenguaje de signos.

Este "conocimiento metalingüístico" (Bialystok & Ryan, 1985) o "metacognición" (Peterson, 2000) es la destreza que posee el intérprete para considerar qué aspectos son relevantes para el contexto y qué información específica debe seleccionar y procesar (Bialystok & Ryan, 1985).

Barik (1975) distinguió cuatro tipos de omisiones:

- salto u omisión (de un elemento léxico único),
- comprensión (omisión de una unidad de significado mayor como resultado de no comprender el mensaje del texto de origen),
- retraso (omisión de una unidad de significado mayor causado por una demora por detrás del orador),
- composición (unir elementos de diferentes oraciones y frases).

La clasificación que proponemos, basada en los estudios anteriores, para describir las omisiones observadas en el presente corpus es la siguiente:

- omisiones conscientes para transmitir la información importante,
- omisiones inconscientes por restricciones de tiempo y memoria,
- omisiones inconscientes por falta de competencia profesional.

Omisiones conscientes para transmitir la información importante
En este apartado se describen las omisiones que el intérprete también realiza de manera consciente, pero porque cree que son partes redundantes del mensaje y no son necesarias para la comprensión del sentido. En el contexto sanitario, sobre todo en situaciones de emergencia donde el tiempo apremia, es esencial transmitir solo la información esencial y, en este caso, omitir las partes que no son necesarias en ese instante.

A continuación, el intérprete omite que es la mujer del paciente la que tendrá que informarse sobre los servicios de ayuda a domicilio y esta información se cree irrelevante, pues una vez que la trabajadora social le haya dado la información sobre estas empresas, podrá explicarle en ese momento cuáles son los pasos a seguir. En ese momento, el intérprete considera que lo importante es que cuando la mujer vaya, le podrán dar la información sobre estas empresas y que serán ellos los que tengan que asumir el gasto de esos servicios:

Tabla 136. Ejemplo de omisiones conscientes

Servicio Público (SP) – A	Intérprete (SP/EN) – B
Vale, pues entonces eh… pregúntale si la mujer va a venir a visitarle aquí al hospital porque yo puedo facilitarle información de empresas de ayuda a domicilio privadas, eh **pero tendrían que llamar ellos para el tema del horario.**	
	If your wife comes and she wants to get help regarding companies that are willing to help you, for money of course, to pay them she has numbers and telephone numbers and she can give them to your wife if she is going to come to visit you.

En muchas situaciones, evaluar la situación en la que se encuentra el paciente es importante para que el intérprete decida qué omitir y qué no. En la siguiente situación, la paciente, con problemas de demencia, toma insulina y la enfermera quiere saber si es el marido es el que se la administra. El intérprete, que está evaluando la situación de la paciente, y que por cómo se está desarrollando la conversación puede anticipar que dicha paciente no va a proporcionar una respuesta coherente, omite esta parte, y solo traslada la que en ese momento considera importante: toma insulina:

Tabla 137. Ejemplo de omisiones conscientes

Servicio Público (SP) – A	Intérprete (SP/EN) – B
	You take insulin.
[…] **¿Se la pone el marido? El marido se la pondrá, imagino.**	
	Yeah, dice que toma insulina pero no recuerda XXX.

Omisiones inconscientes por restricciones de tiempo y memoria

En este apartado se describen las omisiones producidas por la premura de la situación y porque al intérprete, al no realizar toma de notas en muchos casos, se le olvida parte del mensaje. En el siguiente ejemplo, el intérprete, debido a la premura de la situación, omite una parte del mensaje de forma inconsciente:

Técnicas del intérprete

Tabla 138. Ejemplo de omisiones inconscientes (por restricciones de tiempo)

Servicio Público (SP) – A	Intérprete (SP/FR) – B
Un accidente de tráfico con un **traumatismo craneoencefálico leve**.	
	Un accidente euh, de voiture, avec un, euh…
Leve. Con escáner…	
	Un escanner.
Negativo. El scanner es normal.	
	Normal.

El intérprete omite "traumatismo craneoencefálico leve", información de extrema importancia que no es transmitida al usuario, sobre todo la parte relacionada con la gravedad del accidente (leve), que en esos momentos puede reconfortar a los familiares del accidentado. Esta omisión puede haberse producido por una falta de toma de notas.

Omisiones inconscientes por falta de formación
Son las más observadas en el corpus compuesto por intérpretes que no cuentan con una acreditación profesional. Muchas de ellas se producen inconscientemente porque el intérprete no sabe discernir entre la importancia o no de alguna parte del mensaje. En otras ocasiones, porque debido a la carga de información, no están acostumbrados a transmitir mensajes con muchos detalles.

En el siguiente ejemplo, el intérprete se posiciona como "amigo" del usuario (caso ya descrito anteriormente) y este ambiente distendido en el que se encuentra, y su falta de profesionalidad, le lleva a omitir parte importante del mensaje (si las niñas comen bien sin ponerles sondas y cogen peso, pueden irse a casa):

Tabla 139. Ejemplo de omisiones inconscientes (por falta de formación)

Servicio Público (SP) – A	Intérprete (SP/EN) – B	Usuario (EN) – C
Pues a partir de los 35, ahí empezamos a hablar.		
	From 35 weeks they normally take them home.	
Si están comiendo, sin tener que nosotros ponerles sondas ni nada.		
	Aham.	

(continuado)

Tabla 139. Continuación

Servicio Público (SP) – A	Intérprete (SP/EN) – B	Usuario (EN) – C
Y el peso ya lo han recuperado no hay ningún problema.		
	Aham.	
		Yo no tengo no tengo problema solo, eh hacer una plana para mujer, para uno hotel.
	Are you on holidays?	

La intérprete asiente porque comprende la información que le transmite el médico, pero no se la transmite al usuario. La conversación prosigue y el usuario sigue queriendo saber cuándo podrán irse a casa. El médico vuelve a informarle de que cuando empiecen a ganar peso y eso ocurra "dos o tres días seguidos". Esta información no es transmitida al padre de los bebés y el intérprete, mediante un "muy bien", se da por enterado de la información, pero no la interpreta, terminándose así la conversación entre las partes:

Tabla 140. Ejemplo de omisiones inconscientes (por falta de formación)

Servicio Público (SP) – A	Intérprete (SP/EN) – B	Usuario (EN) – C
	Cuando se lo puede decir exactamente cuándo se pueden ir, cuando se lo puedes decir.	
		Miércoles jueves.
Es muy difícil, cuando a partir de cuando empiecen a ganar peso.		
	When they start gaining weight.	
		Ok.
Perfecto. A partir de ahí ya decimos **pues si sigue así porque tienen que ganar peso dos o tres días seguidos.**		
	Sí, sí, vale.	
Muy bien.		

En la formación de futuros intérpretes es esencial realizar una práctica simulada de la técnica de omisión y conocer qué partes pueden ser omitidas y cuáles no. Una situación muy común es la información descriptiva sobre tipo de dolores, pues no es igual un dolor agudo, que punzante, que intermitente y, aunque pueda parecer a simple vista irrelevante, este adjetivo puede proporcionar información clave al médico.

En la siguiente conversación el paciente intenta explicarle al médico el tipo de dolor que tiene en el pecho, el intérprete solo se queda con la información de la ubicación del dolor, pero omite qué tipo de dolor:

Tabla 141. Ejemplo de omisiones inconscientes (por falta de formación)

Intérprete (SP/EN) – B	Usuario (EN) – C
The doctor was talking to you and asking you are having pains you are having some pains in your back.	
	Just where this tube is.
Aham.	
	And then eh, just my chest is a bit **ratly**.
Donde tenía el tubo, y siente que el pecho.	
	(Relative) Do you mean the pain you had.
Está un poco.	
	(Relative) Do you mean the pain. We had wheezy you know rattles. (Relative) Do you mean the pain you had when you came in?
When when you you had the cateter a cateter yeah.	

Los adjetivos *ratly* y *wheeze*, utilizados para describir el dolor "sibilante", "con ruido" que sufre este paciente han sido omitidos y el intérprete, en este caso un voluntario, o considera que no es importante, o bien no conoce el equivalente exacto en español de estos términos.

Además, aquí se da un caso en el que las dos personas de habla no española, el paciente y su mujer, empiezan una conversación paralela entre ellos. Es importante que el paciente esté informado en todo momento de las decisiones que se toman sobre salud y que no quede ajeno a la información que se transmite en las conversaciones sobre su estado y la medicación que se va a administrar. En el siguiente ejemplo, el médico decide subirle la medicación para el dolor y el intérprete solo transmite "they will give you some medicaments", pero omite la información "subir" y "dolor", con lo cual, el paciente no sabe que la medicación que está tomando se va a aumentar para combatir el dolor:

Tabla 142. Ejemplo de omisiones inconscientes (por falta de formación)

Servicio Público (SP) – A	Intérprete (SP/EN) – B
Ahí tiene el dolor ¿no? **Subiremos** medicación para el dolor.	
	They will give you some eh…medicaments.

La conversación prosigue y el intérprete sigue realizando omisiones inconscientemente por falta de formación. El familiar del usuario comenta que su marido, cuando trabajaba en el taller de su padre, solía "blow the dust off the brakes" información que interpreta el intérprete por "solía inhalar muchas cosas de su trabajo" (frase muy general que puede significar que inhalaba gases, humos, pintura, etc.). Pero la omisión importante viene después, cuando la mujer menciona *asbestos*. El intérprete no es consciente de la importancia de esta información, ya que puede ser clave para el médico que está tratando este problema de pulmón, teniendo en cuenta que incluso la Organización Mundial de la Salud advierte de la relación que existe entre este material con enfermedades de pulmón:

Tabla 143. Ejemplo de omisiones inconscientes (por falta de formación)

Intérprete (SP/EN) – B	Usuario (EN) – C
	(Relative) An article in the paper about it, and he used to use, when he worked for his father, he used to, **brakes you know the brakes? Of a car?** He used to blow the dust off the brakes.
Dice que cuando trabajo traía, inhalaba muchas cosas del, de su trabajo.	
	(Relative) And he used to inhale the dust […] **When asbestos I used** to spray I used to spray the, asbestos brakes.
	(Relative) **When they became aware of the danger.**
Dice que ya dejó de trabajar cuando se dio cuenta que era, peligroso.	

El intérprete comenta que el paciente se dio cuenta de la peligrosidad del trabajo, pero sigue omitiendo el término asbesto, en inglés *asbestos*. Cualquier información sobre la historia del paciente puede ser importante a la hora de realizar un diagnóstico y el intérprete, en esa situación, no puede juzgar qué información debe omitir y cuál debe transmitir. La mujer del paciente sigue comentando que su marido padeció bronquitis por las condiciones meteorológicas (información que el intérprete omite) y también omite otro dato esencial referente a que existe un precedente de asma en la familia:

Tabla 144. Ejemplo de omisiones inconscientes (por falta de formación)

Intérprete (SP/EN) – B	Usuario (EN) – C
	(Relative) No he got. Yes sort of, he he used to be underneath cars, and **it was icy in winter and cold and he got bronchitis** and then he got ash eh, pneumonia.
Dice que tenía que estar debajo de los coches y respiraba todo todo lo de los coches.	
	And then he got pneumonia.
Y después tuvo, neumonía.	
	And then it developed into asthma the, **family has asthma.**
Que eso después se volvió asma.	

La siguiente omisión se produce por falta de conocimiento del intérprete de la terminología especializada. No conoce el término *hydrocele* (hidrocele) y la mujer del paciente tiene que explicárselo. Además, omite que esta dolencia ya era conocida por el paciente que ya había acudido al médico para ser tratada y que le habían indicado que no hiciera nada a no ser que le molestara. Una vez más, el intérprete omite información que puede llevar a que este nuevo médico vuelva a estudiar esta dolencia (cuando ya se le había estudiado en el pasado):

Tabla 145. Ejemplo de omisiones inconscientes (por falta de formación)

Intérprete (SP/EN) – B	Usuario (EN) – C
	(Relative) He has another complaint, don't you? The hydrocele.
	Yes that is
	(Relative) He has hydrocele.
What?	
	(Relative) It's one testicle is full with water. It is called hydrocele h y d r o c e l e.
Ah, dice…	
	(Relative) **They said not to bother unless it bothers him.**
Dice que olvidó decir que uno de sus testículos está muy hinchado y, lleno, lleno de líquido.	

En esta interacción es la mujer del paciente la que contesta la mayoría de las preguntas. No se debe a que el paciente esté en una situación de inconsciencia o sedado, sino que la mujer muestra más preocupación que su marido y muestra impaciencia por aportar todos los datos posibles al médico.

Otro ejemplo de omisión de información para el paciente es el siguiente. El médico quiere advertirle que, debido a la dieta absoluta, "va a perder peso" y "se va a desnutrir", y el intérprete omite este último dato:

Tabla 146. Ejemplo de omisiones inconscientes (por falta de formación)

Servicio Público (SP) – A	Intérprete (SP/EN) – B
Entonces, que va a perder peso, que se **va a desnutrir**, pero es que es la única forma de tratar que el intestino recupere su función.	
	The doctor says that he knows that you are going to lose a little weight but is the only way for your intestine will come back to normal.

Al igual que cuando le informa que si la diarrea mejora, irán introduciendo la dieta poco a poco. El intérprete omite esta información y solo traslada que de ese momento en adelante debe empezar una dieta estricta. Una vez más, se priva al paciente de información sobre su salud y sobre las decisiones que van a tomar sobre la misma:

Tabla 147. Ejemplo de omisiones inconscientes (por falta de formación)

Servicio Público (SP) – A	Intérprete (SP/EN) – B
Entonces bueno, por el momento vamos a mantener la dieta absoluta, vamos a ver si se va recuperando, el ritmo intestinal, si de aquí a mañana la diarrea sigue **mejorando le iremos introduciendo dieta poco a poco.**	
	He says from now from today it's a **absolute, diet.**

Otra parte esencial donde no se debe dejar lugar a omisiones es la relacionada con la medicación. En el siguiente ejemplo, la enfermera está intentando averiguar qué medicación estaba tomando el paciente en casa. Ella cree que es aspirina porque era la información que aparecía en el informe, pero el paciente está convencido de que no era aspirina y proporciona información sobre el color y la forma ("red and white capsule"). El intérprete no traslada esta información a la enfermera:

Tabla 148. Ejemplo de omisiones inconscientes (por falta de formación)

Servicio Público (SP) – A	Intérprete (SP/EN) – B	Usuario (EN) – C
Sí pero él me ha estado enseñando antes un informe que tenía por ahí que lo que venía era la aspirina.		
	[…] Ok, and what you were taking as a blood thinner was an aspirin.	
		Oh no it wasn't an aspirin.
	It wasn't an aspirin?	
		No.
	It was something else? Was it a XXX or something like that?	
		It was. It's in a blue. It's in a **red and white eh, capsule.**
	Yes but I mean red white.	
Pero no tiene ningún…		
	Dice que no que no era aspirina.	
Ningún papel donde esté eso.		

El siguiente ejemplo es otra muestra más de la importancia de la toma de notas en conversaciones con un alto grado de información de dolencias, instrucciones y descripciones. El intérprete omite *fatty liver* (hígado graso o esteatosis hepática):

Tabla 149. Ejemplo de omisiones inconscientes (por falta de formación)

Intérprete (SP/EN) – B	Usuario (EN) – C
	Stomach ached so I went to the helicopters, and they did some proof tests.
Yeah.	
	They told me I should have a colostomy?
Colonoscopy?	
	Colonoscopy yeah.
	(Relative) He's also got what? A **fatty liver.**

(continuado)

Tabla 149. Continuación

Intérprete (SP/EN) – B	Usuario (EN) – C
Yeah.	
	And a small hernia.
Yeah. Okay. Can I translate to the doctor? Usted ha entendido lo que dijo ¿no? Que ha tenido problemas hace algunos meses y fue a ver a los médicos en los helicópteros sanitarios y han, le han dicho que tiene que consultar el digestivo, para hacerlo colonoscopia, y también tiene problemas de hernia si, tiene algo que ver con lo que está…	

En la siguiente muestra, el intérprete omite "hasta que las deposiciones sean claras" y no traslada esta importante instrucción al paciente:

Tabla 150. Ejemplo de omisiones inconscientes (por falta de formación)

Servicio Público (SP) – A	Intérprete (SP/EN) – B
Sí, ¿vale? **hasta que las deposiciones sean claras,** entonces esto te lo voy a tachar, porque es por si la exploración es por la tarde y como es por la mañana para que no haya duda, esto no le sirve a él ¿Vale?	
	Ok, yes, eh, as the colonoscopy will be in the morning, which is why she has crossed out the instructions in case it was going to be in the afternoon but it is in the morning so you don't have to worry about that.

Y, por último, otra situación en la que no se informa al paciente del tipo de chequeo que se le va a realizar. Aunque el intérprete le explica que le "va a tocar la barriga", omite "tacto rectal", dato bastante importante y que debería de haber sido transmitido para que el paciente supiera en qué consistiría la prueba:

Tabla 151. Ejemplo de omisiones inconscientes (por falta de formación)

Servicio Público (SP) – A	Intérprete (SP/EN) – B	Usuario (EN) – C
La vamos a tumbar, le voy a tocar la barriga.		
	Aham.	
Y le voy a hacer un tacto rectal.		
	Please, go over there (el intérprete la acompaña a la camilla).	
(Enfermera) primero boca arriba.		
	[…] Oh, yes yes, they will have to touch your, your tummy, and then, you will have to turn down, and XXX their explanations.	

A través de la historia de los estudios de traducción han aparecido distintos argumentos que proponían distintos grados de fidelidad al texto original y distintas definiciones del significado de fidelidad (Hale, 2007, pág. 5), pero lo que es cierto es que estos conceptos giran en torno a diferentes factores, como la tipología textual, el propósito del texto origen o las circunstancias que rodean esta producción. Esta concepción, aplicada también al mundo de la interpretación, está muy ligada al concepto de "precisión".

La precisión es un elemento muy importante en el contexto biosanitario, como hemos comprobado tras analizar estos ejemplos. Se puede observar cómo añadir o eliminar partes del mensaje no significa pérdida de exactitud. En un estudio realizado por Major y Napier (2012), estos demostraron que los modelos de precisión basados en el error no son los apropiados para explicar las decisiones que los intérpretes habían tomado, ya que, dependiendo del contexto, la precisión podía todavía conseguirse (Major & Napier, 2012, pág. 211). En su estudio participaron diez intérpretes cualificados que simularon una situación entre un médico, un paciente sordo y un intérprete de lenguaje de signos. Dos cámaras grabaron cada *role-play* y cada una de estas situaciones duró entre 13 y 16 minutos. El material se transcribió y analizó a través de ELAN (un programa de ordenador que permite una alineación precisa de la transcripción con los datos del vídeo). Las omisiones observadas fueron analizadas (*conscious strategic, conscious intentional, conscious unintentional, conscious receptive, and unconscious*) y los autores afirman que cada interpretación tiene un "potencial de omisión" y que, dependiendo del número y tipos de omisiones, la precisión puede conseguirse (Major & Napier, 2012, pág. 208).

Los autores se centraron en las interpretaciones reducidas y expandidas. De los ejemplos de reducciones, algunas eran estratégicas por naturaleza, muchas conllevaban fallos aparentes, pero rara vez la información principal del mensaje se vio negativamente afectada. En otros casos eran elementos afectivos los que se vieron reducidos, pudiéndose cambiar el estilo de la conversación. Las reducciones estratégicas se sucedieron porque el intérprete conocía el significado implícito por manifestaciones previas del paciente y no las realizaba. Las expansiones se hacían en su mayoría para hacer el mensaje más comprensible.

4.7.5. Repeticiones

La repetición o *mirroring* (Cordella, 2004, pág. 136) produce el efecto de acelerar la conversación y le comunica al paciente que se está siguiendo lo que está contando y que se espera que siga con su historia.

Las repeticiones pueden producirse por varias razones. Una de ellas es por la cantidad de información que se le está transmitiendo y el intérprete necesita volver a escuchar la información. En la siguiente muestra, la cantidad de información es bastante grande y es por ello que el intérprete necesita que le repitan parte del mensaje (¿dónde me ha dicho las erosiones?):

Tabla 152. Ejemplo de repetición

Servicio Público (SP) – A	Intérprete (SP/FR) – B
También tiene un golpe en el tórax y eh hematomas y erosiones en, hum, la región clavicular derecha.	
	Vous avez aussi un, un, euh, un coup dans le thorax et aussi des hématomes et des érosions. **¿Dónde me ha dicho las erosiones?**
Pues en la región **clavicular derecha**.	
	Dans la…région… claviculaire droite…
En **el tórax y clavícula derecha**	

Esta repetición podría haberse evitado si se hubiera realizado toma de notas.

Otra razón para recurrir a la repetición es la de proseguir con la conversación, y ocupar el silencio que se pueda producir cuando ambas partes están en silencio. Este rasgo es característico para aliviar la presión sobre la planificación (Biber, Stig, Leech, Conrad, & Fineg, 1999, pág. 1049), ya que repitiendo lo que se acaba de decir, se gana tiempo para seguir planificando la transmisión del mensaje.

En esta parte de la conversación, el intérprete transmite la información que ya le ha proporcionado al paciente para llenar ese hueco que queda cuando tanto el paciente como el médico se quedan en silencio:

Tabla 153. Ejemplo de repetición

Servicio Público (SP) – A	Intérprete (SP/EN) – B	Usuario (EN) – C
Ahí tiene el dolor ¿no? Subiremos medicación para el dolor.		
	They will give you some eh, medicaments.	
Él no es alérgico a nada ¿no?		
	You have no allergic allergies?	
		(Relative) No.
	They will give you some painkillers.	

En este caso se trata de "repeticiones locales", se repite una frase que se ha mencionado anteriormente (Biber, Stig, Leech, Conrad, & Fineg, 1999, pág. 1049).

Otra razón que se ha observado en el corpus por la que utilizar la repetición, es a modo de resumen de todo lo dicho anteriormente:

Tabla 154. Ejemplo de repetición a modo de resumen

Servicio Público (SP) – A	Intérprete (SP/EN) – B
Yo en casa creo ya le pondrán unas muletas, pero que de todas maneras que eso es una cuestión que ya se irá resolviendo no se tiene que resolver hoy porque, tampoco tiene el alta porque tienen que ver cómo va la herida.	
	Ok you shouldn't worry about the wheelchair now eh, you'll have to think of if she may need it, because she doesn't know if she may need it, she may need just crutches.

(continuado)

Tabla 154. Continuación

Servicio Público (SP) – A	Intérprete (SP/EN) – B
Pero él no tiene que estar tampoco, es que está recién operada y no tiene que estar XXX.	
	She has just had the operation it is why that she can't move, but she won't be able, she won't have to be, for one month, without moving, so she reckons that being at home, she will be able to walk with crutches, but it is something that it will depend and, we will see the evolution of the wound and of the operation, now obviously she needs to rest because she's just been operated, but you will see when once she's, discharged from from the hospital.

También se ha observado la repetición de ciertos elementos del discurso de gran importancia. El intérprete los repite para que esté clara esa parte del mensaje. Por ejemplo, en la siguiente conversación, el intérprete repite *presurgery tests* y *before the surgery* para que el usuario tenga claro que esas pruebas se realizarán antes de la cirugía. Optar por repetir este elemento es decisión del intérprete y no aparece en el discurso del médico:

Tabla 155. Ejemplo de repetición de elementos clave

Servicio Público (SP) – A	Intérprete (SP/EN) – B
(Enfermera) El preoperatorio, se lo tiene que hacer en su centro de salud.	
	Ok, you need to have some **presurgery tests**, that, you have to at your health center.
(Enfermera) Un análisis de sangre, un electrocardiograma, y una placa de tórax.	
	A blood test, an ECG, an electrocardiogram, and an, X-ray of your thorax, the three tests you need to go to your health center, **and that's before the surgery.**

También pueden existir palabras o frases prefabricadas o *lexical bundles* (Biber, Stig, Leech, Conrad, & Fineg, 1999). La tendencia en el discurso real de este corpus para recurrir a las repeticiones viene dada por la dificultad de procesar el mensaje en tiempo real. Además, la presión del tiempo también dificulta que el intérprete haga uso del poder total que la gramática y el léxico de una lengua pueda proporcionarle y que por ello recurra a estructuras muy conocidas por él, prefabricadas y fácilmente accesibles desde la memoria (Biber, Stig, Leech, Conrad, & Fineg, 1999, pág. 1049).

4.7.6. Adición de información

Existe un debate en el contexto de la ISSPP sobre las circunstancias en las que el intérprete puede "mediar" en la comunicación y "more specifically under which circumstances and to which extent an interpreter is legitimate to 'mediate' the communication by rendering 'non-verbatim' utterances" (Jiang, 2007, pág. 2).

Añadir información puede acarrear ventajas para completar y conseguir transmitir el sentido del mensaje, pero a veces el intérprete añade partes a su discurso que son irrelevantes, son presuposiciones y es información que no está comprobada.

En otra situación delicada, la trabajadora social pregunta al usuario si cree que han podido pegar a sus hijos. El intérprete, pregunta si cree que su mujer ha podido pegar a sus hijos y, además, añade "être un peu violente":

Tabla 156. Ejemplo de adición de información

Servicio Público (SP) – A	Intérprete (SP/FR) – B
Vale. Pregúntele si tiene, si sospecha que les hayan podido pegar, a sus hijos.	
	Est-ce que vous pensez que, que, votre femme ait pu, peut-être, frapper vos enfants ou ait pu être un **peu violente** avec eux?

En el corpus se ha observado que algunas de estas adiciones se realizan para darle otro tono al mensaje, para indicar el estado de desesperación o dolor del usuario. En el siguiente ejemplo, el paciente, a una pregunta de la trabajadora social, contesta con una afirmación "sí", pero el intérprete añade a ese "sí" que "estaría muy de acuerdo", frase que no ha producido la paciente pero que el intérprete, para darle más énfasis a esa afirmación y para mostrar la voluntad del usuario ante esa situación, decide añadirla:

Tabla 157. Ejemplo de adición de información

Intérprete (SP/EN) – B	Usuario (EN) – C
She can contact the comunitary system, to see if they can get somebody to come and help you, would you agree to that?	
	Yes.
Sí, que estaría **muy de acuerdo**.	

Las adiciones pueden verse producidas por decisión del intérprete para completar el sentido del mensaje. Esta información adicional se adjunta solo si el intérprete, gracias al contexto y a la conversación mantenida, sabe que la información no ha sido producida por el servicio público porque se "sobreentendía", pero el intérprete cree que es necesaria para que el usuario la entienda. Por ejemplo, cuando hablan de análisis, el intérprete puede considerar necesario añadir "de sangre" o "de orina" para que el usuario no tenga dudas sobre qué tipo de pruebas está comentando:

Tabla 158. Ejemplo de adición de información

Servicio Público (SP) – A	Intérprete (SP/EN) – B
Bien eh dígale que eh estoy viendo el resultado de sus análisis y que el resultado está todo bien, no hay ninguna cosa que esté anormal.	
	Ok. I am seeing the report of your analysis, of your **blood** tests, and everything is ok, everything is normal.

Dentro de este apartado de adiciones se han incluido frases tipo "coletillas" que también se utilizan para llenar silencios producidos o para indicar que una de las partes ha terminado y se desea dar por finalizada la conversación. Ejemplos de estas coletillas se pueden ver en el siguiente ejemplo cuando el intérprete añade "on va voir qu'est-ce qui se passe" para dar por finalizada la conversación:

Tabla 159. Ejemplo de adición de información

Servicio Público (SP) – A	Intérprete (SP/FR) – B
Bueno, pues nada, le dejamos comiendo.	
	Ok, vous allez manger maintenant, ok? […] **Et on va voir qu'est-ce qui se passe, ok.**

4.7.7. Verificación de la información

Uno de los principales elementos encontrados en el discurso producido por médicos o enfermeros que han participado en este estudio son elementos lingüísticos propios de la verificación de la información. Dicho procedimiento es bastante importante considerando la delicadeza de los asuntos tratados: temas de salud. Muchas veces es el usuario es el que no se expresa bien y, es por ello,

Técnicas del intérprete 177

que el médico tiene que verificar la información que le llega y asegurarse de la comprensión total del mensaje. En otras ocasiones, el mismo intérprete no ha expresado bien las palabras del usuario y, en la mayoría de los casos, el servicio público entiende parte del mensaje, pero necesita la ayuda del intérprete otra vez para entenderlo totalmente.

Es bastante frecuente en interacciones con usuarios extranjeros que el servicio público entienda parte del mensaje, pero para asegurarse utiliza el servicio del intérprete, y el servicio público dice frases como "creo que necesita una cita para el médico, pero no lo sé seguro, ¿podrías hablar con él?".

En el siguiente ejemplo se observa cómo es el servicio público el que quiere asegurarse de que el intérprete entiende el mensaje para que pueda ser transmitido al usuario extranjero y, para ello, recurre a la repetición de ciertas frases que constituyen la parte principal del mensaje:

Tabla 160. Ejemplo de discurso para verificar información

Servicio Público (SP) – A	Intérprete (SP/EN) – B
Hoy yo voy a hacer todos los documentos necesarios para derivarles al centro [...] y desde el centro de acogida a inmigrantes **les llamarán a ellos** para valorar su situación.	
	Entonces tenéis que hacer los documentos, y luego cuando están hechos, os llamarán.
Les llamarán a ellos, les llamarán a ellos directamente, del centro de acogida de inmigrantes **les llamarán a ellos** directamente, ¿vale?	
	Ok, perfecto.

En este ejemplo, el usuario tiene que entender que será a él a quien llamen los servicios sociales y no al centro de acogida. El intérprete parece no entenderlo y es por ello que el servicio público repite varias veces la frase "les llamarán a ellos".

En el siguiente ejemplo, aunque el intérprete realiza el traslado de información de forma correcta, el usuario no comprende la pregunta y el servicio público comprende que el mensaje no ha sido entendido, y es ella misma quien realiza la pregunta en inglés:

178   CONSIDERACIONES PARA LA FORMACIÓN DE INTÉRPRETES

Tabla 161. Ejemplo de discurso para verificar información

Servicio Público (SP) – A	Intérprete (SP/EN) – B	Usuario (EN) – C
Bien, a ver _____, déjame por favor tu pasaporte, tu tarjeta sanitaria para hacerle una copia que yo ahora te lo devuelvo.		
	Can you give your passport and sanitary card to them so they can make a photocopy?	
		Yes.
	Sí.	
Vale. No se ha enterado, _____ please can you give me your passport?		
	¿Es el número lo que quieres verdad?	
		Is in the room.
Ah in the room, vale.		

Aquí la asistente social pide el pasaporte para hacerle una fotocopia, el usuario asiente diciéndolo que lo tiene, pero no lo lleva en ese momento. La asistente social se percata de que no ha entendido la pregunta y se la repite ella misma en inglés.

El siguiente ejemplo es una muestra de que la repetición de preguntas para verificar la comprensión del mensaje es importante, pues puede tener consecuencias sobre la salud:

Tabla 162. Ejemplo de discurso para verificar información

Servicio Público (SP) – A	Intérprete (SP/EN) – B	Usuario (EN) – C
	All the time he used to work with this material.	
		Yes, well. (Relative) Until 1963. Then when asbestos…
Pero ¿**trabajaba con asbestos**?		
		When asbestos I used to spray I used to spray the asbestos brakes. (Relative) When they became aware of the danger.

Tabla 162. Continuación

Servicio Público (SP) – A	Intérprete (SP/EN) – B	Usuario (EN) – C
	Dice que ya dejó de trabajar cuando se dio cuenta que era peligroso.	
Pero con asbestos entonces sí ha trabajado todo este tiempo.		
	Sí sí.	

En este caso, el usuario menciona el término "asbestos" sin poner demasiado énfasis y el intérprete ni siquiera lo interpreta. Sin embargo, el médico la entiende y sabiendo la importancia que puede tener ese dato sobre el diagnóstico y tratamiento del paciente, desea verificar esa información y repite la pregunta dos veces.

En la siguiente conversación, el médico va a solicitar que le realicen un escáner al paciente y éste dice que ya le hicieron uno esta mañana. El médico lo entiende y realiza la pregunta "ah, ¿le han hecho hoy uno?", y se vuelve a transmitir esta pregunta al usuario para cerciorarse. Esta repetición de la información ha evitado repetir la misma prueba al paciente:

Tabla 163. Ejemplo de repetición para verificar información

Servicio Público (SP) – A	Intérprete (SP/EN) – B	Usuario (EN) – C
Y es posible que a lo mejor haya que hacer un escáner para ver bien ese pulmón, pero esperaremos a que este todo el líquido fuera para ver si es necesario ese prueba o no, también dependiendo del resultado de la biopsia.		
	And then of course they will eventually do a scanner to see the lungs.	
		They did a scanner this morning.
Ah ¿le han hecho hoy uno?		
	They did this morning?	
		They did a scanner this morning.
Ah pues no lo tenía yo eso controlado.		

Uno de los elementos principales de la buena práctica del intérprete de los SSPP es comprobar la información. Si no está seguro de lo que ha entendido, tiene que verificarla. En situaciones para pedir y dar citas es importante que la fecha y la hora estén claras para ambas partes.

Las respuestas a veces poco claras del usuario también incitan a que el intérprete se asegure antes de trasladar el mensaje al servicio público, sobre todo a la hora de decidir si es necesario enviar o no asistencia médica. Si un testigo de una emergencia médica dice "I think maybe he does (need)" en contestación a la pregunta del servicio de emergencias sobre si necesita asistencia médica la persona que está con él, el intérprete no tiene claro si con ese uso de la expresión "maybe", quiere decir que sí, y le tendría que preguntar otra vez para confirmarlo.

Para evitar situaciones en las que se proporcionan preguntas confusas, es necesario que el intérprete realice la preguntas una a una. Suele ser difícil, sobre todo cuando el servicio público, especialmente en casos de emergencia, llevados por la premura, realizan varias preguntas en un turno de palabra. El intérprete, en ese caso, debería realizar una, obtener respuesta, y después pasar a la otra, y así evitar una respuesta confusa.

En este estudio se han observado distintos ejemplos en los que el paciente no emite una respuesta clara, incluso cuando se le pide que conteste "sí" o "no". Por ejemplo, casos de extrema delicadeza pues los pacientes necesitan tomar decisiones médicas de gran envergadura, como es el supuesto caso de decidir si una paciente quiere epidural o no para el parto. Ante la pregunta del intérprete "do you want an injection for your pain?" y la paciente responde "yes", el intérprete desea asegurarse porque la paciente no suena muy convencida. Vuelve a preguntarle "yes?" y ella contesta "no". Al final, el intérprete tiene que obtener la respuesta clara y emite una frase clara y directa "Yes or no? It is very important to know yes or no".

Un caso similar es el encontrado en la siguiente conversación. El médico necesita saber si el paciente ha estado en ayuno, y el familiar del paciente contesta "sí" y "no" en el mismo turno de palabra, es por ello que el intérprete llega a realizar una pregunta clara "is he fasting yes or no?":

Tabla 164. Ejemplo de discurso para verificar información

Intérprete (SP/EN) – B	Usuario (EN) – C
Does it have eh have any type of allergy?	
	Allergy, that's just a duplicate…yes.
Yes or no?	
	No.
Have you been fasting at least six hours?	
	(Relative) I think so you haven't had any food have you? Since yesterday **no? Yes**…eh.
Eh…**is he fasting? Yes or no**?	

Otro ejemplo de respuestas confusas por parte del paciente es el siguiente, donde se entremezclan varios elementos. Por un lado, existe un tema que resulta tabú para una paciente, las relaciones con su pareja, y por otro la presencia de su marido que también se involucra en la conversación y que comenta que si no tienen relaciones es porque ella no quiere. Ella había dado otra respuesta algo distinta antes al médico, diciéndole que no tenían relaciones y, en consecuencia, el médico había optado por una opción de medicación y no otra. Sin embargo, cuando el marido averigua que con la opción propuesta no van a poder tener relaciones nunca más, el médico desea saber cuál es la opinión de la paciente. Ella se encuentra en una situación incómoda y se siente indecisa, pero el marido sí que muestra su deseo de seguir manteniendo relaciones sexuales. Finalmente, la respuesta de la paciente es "sí" y el médico entonces toma otra decisión médica:

Tabla 165. Ejemplo de discurso para verificar información

Servicio Público (SP) – A	Intérprete (SP/EN) – B	Usuario (EN) – C
	If a patient has sexual intercourse, then while she is awaiting for surgery then eh they put the ring but if not, it's a good option the silicon ring.	
		(Relative) So this ring, when XXXX **we can't have sexual intercourse.**
	¿Eso significa que no pueden tener relaciones?	

(continuado)

Tabla 165. Continuación

Servicio Público (SP) – A	Intérprete (SP/EN) – B	Usuario (EN) – C
Pero si me han dicho que no las tienen […] Entonces pretenden tener relaciones.		
	So, are you willing to have eh relationships?	
		(Relative) **We have to ask her coz that's it's psychological.**
	Que también es un problema psicológico, que ella cree que hay un problema y que por eso no las tienen.	
Entonces, si ella deja de tener prolapso ¿va a tener relaciones?		
	If she stops having prolapsos will she have relationships?	
		(Relative) I hope so.
	Le va a preguntar.	
		(El marido habla en otro idioma a la paciente)
	So, that means yes or no?	
		(Relative) It seems that it would be a restriction **if you say we cannot have sex anymore, we are not that old.**
[…] **Lo que yo había entendido es que ellos no tenían relaciones** y que no las iban a tener.		
	Sí. He understood you weren't going to have sexual intercourse, that's why he recommended you that, but the doctor needs to know if you are willing to have in order to change his diagnosis. Are you willing to have sexual intercourse?	
		(Relative) Yes […] if we can.

El tema era de gran delicadeza, no solo porque suponía un tipo de tratamiento u otro, sino porque escoger una opción significaría que la pareja no podría tener más relaciones sexuales, es por lo que verificar la información era extremadamente importante.

4.7.8. Aclaraciones

En ciertas ocasiones el intérprete debe realizar aclaraciones previas con el servicio de salud o profesionales antes de iniciar la interacción con el paciente. De esta forma se facilita la comunicación efectiva y se rentabiliza el tiempo empleado en la obtención de información.

Así observamos en el fragmento siguiente que el médico necesita saber cómo ponderaría el paciente su estado de salud en una escala. El intérprete, consciente de que puede resultar dudosa esta pregunta, pide al médico que especifique la escala que tiene que utilizar el paciente, de forma que la información sea útil en este caso para el usuario:

Tabla 166. Ejemplo de aclaración

Servicio Público (SP) – A	Intérprete (SP/EN) – B
Vale, eh, cómo…y su problema de orina cómo lo ponderaría ella o cómo lo valora de uno a diez.	
	¿Siendo?
El uno es lo menos, y diez lo máximo.	

La situación es similar en el siguiente fragmento. Pero la necesidad de añadir una pregunta más que se le formula al paciente, al contrario de la situación anterior, es para proporcionar más información al médico. El paciente le responde al médico que "está mejor", pero al ser una respuesta vaga, el intérprete hace la pregunta otra vez de forma más específica diciendo: "qué es estar mejor para ti":

Tabla 167. Ejemplo de aclaración

Servicio Público (SP) – A	Intérprete (SP/EN) – B	Usuario (EN) – C
Bueno. Pregúntale, como va de la diarrea.		
	How is the, your stomach? Your diarrhoea?	
		It's a lot of better today.
	What is, **what is better for you?**	

4.8. Partículas discursivas

Las partículas discursivas o marcadores discursivos (Biber, Stig, Leech, Conrad, & Fineg, 1999) son inserciones que combinan dos papeles; por un lado, señalar una transición en la evolución del progreso de la conversación, y por otro, señalar una relación interactiva entre los participantes de la conversación y el mensaje (Biber, Stig, Leech, Conrad, & Fineg, 1999, pág. 1086). El intérprete encuentra una gran dificultad a la hora de transferir estas partículas discursivas, ya que a veces no sabe la equivalencia exacta o desconoce si es o no es necesario hacerlo. Aun así, su importancia es vital para ajustar el sentido de una frase, sobre todo en idiomas donde las partículas modales son muy utilizadas para modificar el significado (Hale, 1999). Estudios como Postigo Pinazo, Varela Salinas y Parrilla Gómez (2013) ya analizaron el uso de partículas discursivas en la modalidad de teleinterpretación, donde el discurso está más protocolarizado. Sin embargo, en las interpretaciones cara a cara, el tono informal de muchas conversaciones y la aparición de diálogos estructurados, propician la aparición de estas partículas.

En este apartado se van a analizar, siguiendo la taxonomía propuesta por Biber *et al.* (1999, págs. 1086–1095), las partículas utilizadas por el intérprete para transmitir cierta información sobre el discurso que proporciona. El análisis de estas partículas discursivas permite sistematizar su uso y comprender el significado que aportan.

4.8.1. Señales de atención

Su función primordial es la de captar la atención del oyente. Biber *et al.* (1999) sugieren marcadores de esta categoría las partículas *hey*, *say*, pero en el contexto de los SSPP, donde en muchos casos el grado de formalidad para dirigirse el intérprete a ambas partes es bastante alto, se encuentran los apelativos *sir?* o el saludo *hello?* A continuación, se muestra un ejemplo de posible conversación en la modalidad de teleinterpretación donde el intérprete utiliza estas señales de atención para dirigirse a ambas partes:

Tabla 168. Ejemplo de uso de señales de atención

Servicio Público (SP) – A	Intérprete (SP/EN) – B	Usuario (EN) – C
	Todos estos datos son para la compañía de seguros no para usted.	
Claro.		
	Excelente. **Sir? Sir?**	

Tabla 168. Continuación

Servicio Público (SP) – A	Intérprete (SP/EN) – B	Usuario (EN) – C
¿Sí?		
		Hello?
	Hello?	
		Hello?
	Hello. All the information regarding the treatment of your son and the costs incurred should be given to the insurance company and not the hospital administration	

El intérprete utiliza ambos porque desea retomar la atención del usuario (ya que había estado hablando con el servicio público) y el usuario extranjero puede estar al otro lado de la línea, pero no atento, y es en ese momento cuando necesita saber que el intérprete va a interpretar su mensaje en su idioma.

El uso de marcadores de atención es primordial en teleinterpretación pues el usuario extranjero puede estar escuchando una conversación en otro idioma (entre el servicio público y el intérprete) y a veces se encuentra a la espera, sin estar atento, esperando su turno. Algunas de estas estructuras también son utilizadas por el intérprete para asegurarse de que el usuario está escuchando porque va a transmitir algo importante, como por ejemplo *vous écoutez?* o *hello?*.

4.8.2. Partículas para provocar respuesta

Según Biber *et al.*, normalmente se trata de question tags como *huh?*, *eh?*, *alright?*, *okay?*

En el siguiente ejemplo, la *question tag* utilizada *n'est-ce pas* pretende que el usuario confirme lo que le está pidiendo el intérprete. En esta situación, en la que el paciente se trataba de un indigente al cual era necesario arreglar su pasaporte para poder ayudarle, la trabajadora social realiza una pregunta de "sí" o "no", pero el intérprete sabe que la respuesta tiene que ser "sí" a esa pregunta (ya que va en beneficio del paciente), y por ello emite una frase terminada con una de las denominadas preguntas coletilla o *question tags* para que el paciente asienta y confirme:

Tabla 169. Ejemplo de uso de partículas para provocar respuesta

Servicio Público (SP) – A	Intérprete (SP/FR) – B	Usuario (FR) – C
¿Va a firmarla?		
	Vous savez, il faut les signer n'est-ce pas?	
		Oui.

Mientras que este tipo de preguntas invitan a una confirmación por parte del oyente, otros marcadores invitan a una confirmación de que el mensaje ha sido entendido, como es el caso siguiente mediante el uso de *right?*:

Tabla 170. Ejemplo de uso de partículas para provocar respuesta

Servicio Público (SP) – A	Intérprete (SP/EN) – B	Usuario (EN) – C
Un momentito por favor. Son dos informes de alta uno para ellos, y otro para su médico de cabecera.		
	Ok. She's going to give you two medical reports, they're just copies, **right?**	
		Right.
	One is for you and one is for your doctor, your your GP, **yeah?**	
		Yeah.

En este ejemplo, el intérprete no espera a que el usuario proporcione una respuesta distinta a la información que se le está proporcionando, simplemente utiliza estos marcadores para comprobar que el usuario está siguiendo su mensaje y que lo va entendiendo. Si el usuario no proporcionara ningún tipo de respuesta, el intérprete podría tener la duda de si la información que está transmitiendo se ha comprendido o no. También se encuentran las partículas "sí", *yes*, "ok", para confirmar que la conversación se va siguiendo y se está entendiendo el mensaje.

4.8.3. Confirmación de la información

Biber *et al.* (1999) los denomina *response forms*. En este estudio se han clasificado como partículas para confirmar la información debido a la naturaleza de los mensajes que en los SSPP se emiten, cargados de información de gran importancia.

Partículas discursivas

En los siguientes ejemplos se muestran frases utilizadas para verificar la comprensión del mensaje por parte del usuario y preguntas a las que se espera un "sí" o "no" por respuesta. Encontramos estructuras como *c'est clair alors?* (está claro ¿no?), *right?* (¿vale?), *yeah?* (¿sí?), *is that clear?* (¿está claro?):

Tabla 171. Ejemplo de uso de partículas para confirmar información

Intérprete (SP/FR) – B	Usuario (FR) – C
C'est clair alors?	
	J'ai tout bien compris.
Me dice que lo ha entendido todo muy bien.	

Tabla 172. Ejemplo de uso de partículas para confirmar información

Servicio Público (SP) – A	Intérprete (SP/EN) – B	Usuario (EN) – C
A ver eh, coméntale que yo soy la trabajadora social, y que el médico me ha consultado porque mm, se ha enterado de que vive solo.		
	The doctor has asked her to come and talk to you because apparently the doctor learnt that you live alone **is that right?**	
		Yes.

El marcador *right* también se utiliza al principio de un turno de palabra para transmitir resolución, y el orador lo utiliza para iniciar una nueva fase de la conversación (Biber, Stig, Leech, Conrad, & Fineg, 1999, pág. 1087):

Tabla 173. Ejemplo de uso de la partícula *right* para iniciar una nueva fase

Servicio Público (SP) – A	Intérprete (SP/EN) – B
[…] Al centro de salud, y le, el centro de salud, la inspectora médica le sella la receta para que pueda sacarlo.	
	Right. These, these are the prescriptions.

Siguiendo la clasificación de Biber *et al.* (1999) encontramos también respuestas a directrices. Estas directrices son empleadas por medio de estructuras como *shall I, why don't…*:

Usuario: Shall I brought some of my tablets with me?

Intérprete: Why don't you come round in the morning and speak to the doctor who comes to see your mother? And then you can […]

Y otros marcadores afirmativos comunes son las partículas que, además de afirmar, expresan que el canal de comunicación sigue abierto, como "mm", "uh", "aham" o "mhm". En la siguiente tabla se muestran dos extractos de dos conversaciones con la frase del intérprete y la respuesta que proporciona el usuario:

Tabla 174. Ejemplo de uso de marcadores afirmativos

Intérprete (SP/EN) – B	Usuario (EN) – C
And this is how they give you the instructions, of how to do it, ok?	Mhm
This is your medical, medical report, to go home with	Aham

En este grupo de marcadores también se pueden incluir los utilizados para expresar un alto nivel de interés en lo que el anterior oyente ha manifestado como, por ejemplo, *really?* o *I see*.

Por último, en este apartado también podemos encontrar marcadores que requieren una respuesta, pero su tono de formalidad es menor, llegando a ser incluso descortés. Entre ellos destacamos *what?* y *eh?*:

Tabla 175. Ejemplo de uso de marcadores de uso informal

Intérprete (SP/EN) – B	Usuario (EN) – C
	She is eh… in in this… adminis… administra… and and she will or she want to say… she want, she will the control.
Control **what?**	

4.8.4. Partículas de vacilaciones

Este tipo de partículas son utilizadas por el intérprete para mostrar falta de seguridad en partes del discurso que está emitiendo o duda sobre el equivalente que debe emplear, o muchas veces se utilizan para llenar "espacio" y hacer tiempo hasta que piensa en el equivalente exacto. En este apartado podemos incluir *uh*, *eh*.

Tabla 176. Ejemplo de uso de partículas de vacilaciones

Servicio Público (SP) – A	Intérprete (SP/EN) – B
Tiene que tener una dieta pobre en residuos.	
	Ok, so the treatment that you need to follow is very important diet **eh**, ¿qué significa pobre en residuos?

En esta muestra, el intérprete utiliza la partícula *eh* porque duda del equivalente en inglés de "pobre en residuos", que se refiere una alimentación con muy poca fibra. Después de utilizar este marcador y una pausa breve, pregunta al servicio público qué significa este término para ayudarle con la búsqueda de un equivalente en inglés.

Tabla 177. Ejemplo de uso de partículas de vacilaciones

Servicio Público (SP) – A	Intérprete (SP/EN) – B	Usuario (EN) – C
	One of your babies, was born with more than four kilos?	
Ella es pounds.		
		Eh, kilos, I don't know.
	Which could be **uh**.	
		Uh eight pounds six ounces so, yeah, a about four kilos, sí.

Y en este último ejemplo, la partícula *uh* también se emplea tanto por parte del intérprete que está intentando calcular el equivalente de un peso de libras en kilos, como por parte del usuario que también lo utiliza cuando duda del peso en kilos.

Junto a estas partículas también encontramos frases o términos que se consideran partículas que muestran duda o vacilación. En el siguiente ejemplo, el intérprete está transmitiendo al paciente una serie de recomendaciones al alta. Al no estar presente la enfermera, existen partes del discurso que no puede verificar en ese momento y el intérprete las transmite a través de *it doesn't specify* (no lo especifica), *seems to* (parece que), *it doesn't say* (no lo dice), *I don't know* (no lo sé), y sobre todo el verbo *check* (comprobar):

Tabla 178. Ejemplo de uso de frases que expresan duda o vacilación

Intérprete (SP/EN) – B	Usuario (EN) – C
You've got that in both legs?	
	XXX, left leg.
It doesn't specify here but the nurse **seems to** think it is in both legs.	
	No.
No? I check with her on my way out, **it doesn't say here.**	
	Aham.
But she **seems to** think that, anyway you are going to have sintrom, which is an anticoagulant. […]The tablets.	
	Yeah.
You've got to buy them **I don't know** whether they have actually given it to you today already or not.	
	No.
I will **check** on that with the nurse as well.	
	I see.
Normally they give it in the afternoons but I will **check** with the nurse. So anyway, it's half today half tomorrow half on Thursday, and then Friday you come for the control.	

Este tipo de partículas se han observado en situaciones en las que el facultativo no estaba presente en la habitación. La información que debe de transmitir el intérprete tiene que ser clara y concisa, y no dejar lugar a la duda, es por ello que se insiste en la presencia del servicio público siempre que el intérprete realice su trabajo para resolver cualquier duda que surja.

4.8.5. Partículas de resumen

Una de las habilidades que tiene que desarrollar el intérprete a la hora de estructurar los mensajes que se emiten es realizar una conclusión y un resumen de lo que se ha dicho para que el mensaje sea claro e inequívoco. Para ello, se utilizan una serie de partículas que en esta investigación se han denominado "partículas de resumen".

En la siguiente muestra, observamos que el intérprete utiliza *D'accord, très bien* (vale, muy bien) para iniciar el resumen del mensaje que le ha sido transmitido por parte del usuario y para indicarle "es suficiente" "me dispongo a interpretar":

Tabla 179. Ejemplo de uso de partículas de resumen

Intérprete (SP/FR) – B	Usuario (FR)
	Je ne sais pas…les documents dont j'ai besoin. Donc en fait j'aimerais qu'ils me disent les documents que j'ai besoin […].
D'accord, très bien. Eh pues acabo de llegar a _____ y lo que quería pues es saber qué documentos tengo que rellenar […].	

También en francés se ha observado la utilización de *donc* (pues) y también en el siguiente ejemplo el intérprete utiliza partículas para resumir, pero que se utilizan para una confirmación del mensaje *c'est bien ça?* (¿es así?):

Tabla 180. Ejemplo de uso de partículas de resumen

Servicio Público (SP) – A	Intérprete (SP/FR) – B
Vale, llevas 7 meses en España, has venido de _____ y no tienes familiares ni amigo ¿es así?	
	Donc pour confirmer, vous, ça fait sept mois que vous êtes arrivé en Espagne et ici vous n'avez ni de famille ni d'amis? **C'est bien ça?**

4.8.6. Fórmulas de actos de habla corteses

En este apartado, Biber *et al.* (1999) incluye actos de habla para agradecer, pedir perdón, hacer peticiones o dar la enhorabuena. En el corpus, además de "gracias", *thank you, merci, please*, "por favor", se han encontrado *pardon, sorry, excuse me*:

Tabla 181. Ejemplo de uso de fórmulas de cortesía

Intérprete (SP/EN) – B	Usuario (EN) – C
It's wrong. They spelt it wrong, so fast asleep XXX.	
	Yeah, and they are XXX.
Pardon?	
	They are automatic, three three o'clock they they awake for food.

En esta última situación, el intérprete, de forma muy educada, pide aclaración al usuario porque no le ha entendido, utilizando *pardon?*, en lugar del uso informal *what?* que aparece en otros ejemplos. Y en el siguiente ejemplo, *sorry?* se utiliza para expresar una disculpa porque no ha entendido lo que le había dicho:

Tabla 182. Ejemplo de uso de fórmulas de cortesía

Intérprete (SP/EN) – B	Usuario (EN) – C
It was difficult, **sorry?**	
	(Relative) the, it was difficult, to urinate, and to XXX

A continuación, se muestra otra situación en la que *excuse me* es utilizado también para pedir aclaración porque no se ha entendido lo que se le acababa de transmitir al intérprete:

Tabla 183. Ejemplo de uso de fórmulas de cortesía

Intérprete (SP/EN) – B	Usuario (EN) – C
	I didn't know I was coming.
Excuse me?	
	I didn't know I was coming to hospital.

4.9. Rasgos propios de la teleinterpretación

En el presente apartado se enumerarán una serie de rasgos propios de la modalidad de teleinterpretación. Los ejemplos que se muestran a continuación son conversaciones ficticias, simulaciones útiles de escenarios frecuentes para el formador o intérprete basados en la dilatada experiencia profesional de la autora como teleintérprete y se proporcionan con una traducción y/o guía de actuación para el intérprete. Se han publicado trabajos anteriores donde se abordan diferentes escenarios (Kelly, 2008; Berk-Seligson, 2002) para la lengua inglesa. En este trabajo nos centramos únicamente en el ámbito sanitario y ofrecemos ejemplos simulados en el par de lenguas español > inglés/francés.

Con anterioridad se han expuesto y descrito cuáles son las principales características de la modalidad de teleinterpretación, y cuáles son los grandes rasgos que la diferencia de la modalidad cara a cara.

La falta de experiencia a la hora de trabajar con un intérprete a través del teléfono produce en ocasiones ciertas confusiones y dificultades, sobre todo por parte del usuario que es posible que sea la primera vez que se comunique con un intérprete utilizando un teléfono. En ciertas situaciones, el usuario se dirige al intérprete *are you the doctor?* y el intérprete tiene que aclararle que es el intérprete y que el médico está al otro lado del teléfono.

A continuación, se muestra un ejemplo en el que se crea confusión sobre la persona que está hablando y a quién se refiere el usuario cuando dice *the one who is talking to me* (se produce la confusión de si se refiere al intérprete o al servicio público):

Tabla 184. Ejemplo de confusión sobre a qué interlocutor se refiere

Servicio Público (SP) – A	Intérprete (SP/EN) – B	Usuario (EN) – C
A ver _____ tu trabajadora social se llama _____ […] Hasta que la conozcas si necesitas algo pídemelo dímelo a mí.		
	Ok. Until you meet _____ if you need anything ask me.	
		Ok. Ask who, **the one who is talking to me.**
	Yes, the lady who is talking to you, exactly.	

En la siguiente conversación es el intérprete el que confunde a quién va dirigida la pregunta y cree que es a él a quien le están preguntando el nombre, y no al usuario:

Tabla 185. Ejemplo de confusión sobre a qué interlocutor se refiere

Servicio Público (SP) – A	Intérprete (SP/EN) – B	Usuario (EN) – C
Vale. Bueno primero de todo yo también me presento soy _____ y **quería saber también tu nombre, cómo te llamas.**		
	Sí _____ **(nombre del intérprete)**	
Y bueno, **yo es que quería preguntárselo a la otra persona ¿no?**		
	Ah ok. What is your name please?	
		My name is_____.

194   CONSIDERACIONES PARA LA FORMACIÓN DE INTÉRPRETES

En aquellas situaciones en las que el usuario parece confundido sobre el papel o la "voz" que adopta el intérprete, es recomendable el uso de la tercera persona para evitar posibles confusiones.

Los problemas del uso de un teléfono para usuarios inexpertos también aparecen. Entre los más frecuentes encontramos el no saber cómo utilizar el aparato, si tienen que hablar en manos libres, si tienen que hablar "hacia" el teléfono, o cerca del mismo. Por ejemplo, el siguiente usuario pregunta al intérprete si tiene que "hablar al teléfono" en ese momento, no sabiendo si tiene que cogerlo y hablar por él y luego pasárselo al médico o si basta con hablar desde donde se encuentra sentado:

Tabla 186. Ejemplo de confusión sobre a quién debe dirigirse el interlocutor

Intérprete (SP/FR) – B	Usuario (FR) – C
[…] Ya puede empezar.	
	Je parle au téléphone?
¿Oiga?	
	Comment? Je parle au téléphone? maintenant?
Oui, l'autre personne va commencer à parler d'accord?	

Estas confusiones pueden solventarse estableciendo un protocolo de bienvenida establecido y estructurado. Generalmente, si se trabaja para agencias, estas suelen proporcionarlo. A continuación, se ofrecen modelos de protocolos de bienvenidas para evitar las confusiones mencionadas anteriormente:

Inglés	Francés	Español
Good morning Sir. My name is _____ I will be your interpreter. Please speak directly to the phone and I will interpret everything that you say to the other person who is on the line, the doctor.	Bonjour Monsieur. Mon prénom est…….je serai votre interprète. Parlez directement au téléphone et j'interprèterai tout ce que vous direz à la personne qui se trouve à l'autre bout du fil.	Buenos días Señor. Mi nombre es _____ y seré la intérprete en esta conversación. Hable directamente al teléfono y todas sus preguntas se las trasladaré a la persona que se encuentra al otro lado de la línea.
Sir? As I am the interpreter, all the questions should be addressed at the doctor.	Madame/Monsieur, adressez-vous au médecin. Je ne suis que votre interprète.	Señor/señora, todas sus preguntas dirígeselas al médico. Yo soy solo el intérprete.

4.9.1. El ruido

El ruido es, sin duda, uno de los elementos principales que genera dificultades, sobre todo en la modalidad de teleinterpretación, obstaculizando la comprensión del mensaje. Este tipo de situaciones es bastante frecuente, sobre todo en salas donde trabajan más personas y realizan llamadas para hablar con otros usuarios, es el caso de las salas del 112 o Salud Responde (servicio proporcionado por la Junta de Andalucía). Los conflictos en este tipo de situaciones aumentan si el usuario se encuentra en la calle con la interferencia del ruido de vehículos y de las conversaciones de la gente que se escuchan de fondo mientras uno de los usuarios intenta comunicarse con el intérprete.

En la modalidad de teleinterpretación, la calidad del aparato que se utiliza y la distancia del mismo del lugar donde se encuentran los participantes son fundamentales para entender bien el discurso. Los intérpretes que trabajan por teléfono reciben formación por parte de sus empresas sobre las características del aparato y cuál es el procedimiento a seguir si la calidad de la llamada no fuera adecuada. Las siguientes frases sirven de muestra de este tipo de situaciones:

(**Intérprete**): **Je ne vous entends pas très bien**. Est-ce que vous parlez, pouvez parler plus près du téléphone ou un petit peu plus fort?
(**Servicio Público**): […] Sí sí, lo único es que si **puede hablar un poquito más alto** porque estamos con un manos libres por favor.
(**Intérprete**): Si le pudiera pedir por favor que **se acerque un poco más al al aparato** porque no la oigo muy bien.

En la siguiente conversación se puede observar como el problema del ruido está presente en varios turnos de palabra:

Tabla 187. Ejemplo de dificultad de comprensión por el ruido

Intérprete (SP/EN) – B	Usuario (EN) – C
Ok. Hello?	
	I can't hear you very clearly.
I can't hear you very well either, sir. Could you speak up?	
	I can't hear you very clearly.
Ok. My name is _____ and I am your interpreter, ok?	
	_____ what?
[…] Ok. Could you make sure that you speak loudly, ok?	

Podemos observar que el intérprete pide al servicio público o al usuario que eleve el tono de voz o que se acerque más al aparato. También vemos como alguna de las partes expresa su dificultad para escuchar a la otra parte (*I can't hear you very well either*).

En algunos casos el ruido impide la comprensión de términos, que pueden ser especializados o no, pero que son susceptibles de crear confusión. De ahí que el intérprete se vea en la obligación de cerciorarse antes de dar una información errónea que pueda tener consecuencias no deseadas. Esta situación puede ocurrir con términos como, por ejemplo, *perspiring* por *expiring* cuando se describen los síntomas de un paciente. En estos casos, el intérprete tiene que pedir la repetición varias veces para poder entender el término porque debido al ruido y a la similitud de pronunciación de estas palabras, la comunicación se obstaculiza.

Considerando que el ruido se convierte en un elemento añadido en el contexto de interpretaciones realizadas a través del teléfono, es necesario proporcionar a los intérpretes profesionales ciertos mecanismos para afrontar las situaciones donde existan problemas técnicos o dificultades por el ruido ambiental. En este sentido, se deben establecer protocolos de actuación que incluyan compilaciones de frases de uso frecuente que tengan que transmitir como las instrucciones para los participantes (acercarse al aparato, reiniciar el equipo, cerrar la puerta, etc.). Consecuentemente, formar a futuros intérpretes teniendo en cuenta el ruido es esencial, pues es un factor fundamental en la simulación de situaciones reales para que los estudiantes se familiaricen con el entorno en el que trabajarán y, por ende, con objeto de prepararles para estos contratiempos tan frecuentes en la profesión. Aun así, también es importante formar al proveedor sobre las condiciones idóneas a la hora de llevar a cabo una interpretación, sobre todo cuando se utiliza la modalidad de teleinterpretación. Al igual que a los teleintérpretes se les exige desde sus empresas que reciban las llamadas en lugares aislados de todo ruido (Kelly, 2008, pág. 70) y en zonas con buena cobertura telefónica, a los proveedores se les debería de pedir que realizaran la llamada en una habitación con las puertas cerradas, donde no haya otros compañeros hablando y lejos de cualquier tipo de ruido ambiental. Esto podría ser posible en un buen número de casos como en las consultas hospitalarias, centros de salud, etc. excepto en situaciones de emergencia. No obstante, el intérprete y el proveedor de servicios deben estar preparados para poder realizar su trabajo en estas situaciones con eficiencia y pericia.

La preocupación por el ruido aparece en diversas investigaciones del ámbito de la interpretación. Gile (1995, pág. 172) lo califica como uno de los problemas que exigen una mayor capacidad de procesamiento y teniendo en cuenta la situación de estrés a la que el teleintérprete en los SSPP se enfrenta, reducirlo puede ayudar en una comprensión total del mensaje y a una resolución satisfactoria del problema planteado por el usuario.

4.9.2. Protocolo de presentación y despedida

Este primer paso de la interacción, en el que el intérprete explica cuál es su papel y el protocolo de participación, supone un "contrato" (Tebble, 1999, pág. 185), bastante importante en el proceso interpretativo. En este apartado también el intérprete podría explicar de qué forma van a sentarse las partes y es un protocolo de actuación que tanto en teleinterpretación (dictaminado por la empresa) como en la interpretación cara a cara (siguiendo el protocolo que el mismo intérprete aporta según la situación y que conoce como adecuado gracias a su experiencia y trayectoria profesional) no debe ser ignorado. Generalmente se considera como un símbolo de profesionalidad y es un elemento que no debe ser descartado de la formación, puesto que dota de información necesaria a ambas partes para acordar qué deben hacer y cómo se va a desarrollar el proceso. Es frecuente en teleinterpretación que el intérprete se presente a ambas partes en el idioma de cada una, y que pida a ambas partes (en ambos idiomas) que hablen alto, claro y despacio. El usuario y el proveedor de servicios entienden lo que se les pide y la interacción presumiblemente será satisfactoria si se inicia de forma ordenada.

A continuación, se muestran ejemplos de cómo iniciar la interacción con el usuario o proveedor de servicios en la modalidad de teleinterpretación:

Inglés	Francés	Español
Hello, my name is _____ **I'm the interpreter. Please speak directly to the provider, use short sentences to be able to transfer the message,** everything that will be said will be interpreted confidentially and maybe recorded, I may ask you for any clarification in any issue, shall be the case. **I will use the first person, ok?**	Bonjour, je suis _____, donc l'interprète de français. Je vais **vous demander de vous adresser à votre interlocuteur à la première personne, de formuler des phrases courtes et de faire des pauses** pour me permettre de traduire. Tout ce que vous direz sera traduit, restera confidentiel et pourra être enregistré. J'emploierai la troisième personne d'accord? Vous pouvez commencer.	Soy _____ intérprete de francés número _____ si me permite voy a pasar a presentarme en francés a la otra parte. Le ruego que utilice frases cortas y utilice pausas para ayudarme con la interpretación. Todo lo que diga será confidencial y puede ser grabado. Utilizaré la tercera persona, ¿vale?

A veces el intérprete solo realiza una breve presentación en español, pues se entiende que el proveedor del servicio público está acostumbrado a este proceso y sabe cómo proceder. La opción de presentarse solo al usuario puede ser recomendable en casos en los que el tiempo apremia o en casos en los que el intérprete está seguro de que la persona del servicio público con la que está hablando conoce el proceso.

Además de pedirles a ambas partes que hablen alto y claro, dentro del protocolo de bienvenida es frecuente pedir que hablen en primera persona. Esta parte del discurso puede parecer un poco confusa si tenemos en cuenta que quizás el usuario posea un nivel cultural bajo y no tenga conocimientos lingüísticos y no sepa a qué se refiere el intérprete con "primera persona". Tampoco está claro el uso de primera y tercera persona, sobre todo en la modalidad de teleinterpretación. Sin embargo, es recomendable aclarar que el intérprete será el mero transmisor del mensaje, y que las dos partes deben dirigirse una a la otra.

En la despedida debe proferir fórmulas específicas que contribuyan a concluir la conversación y a reforzar la confianza en el hecho de que ha sido satisfactoria la comunicación. El teleintérprete debe permanecer en línea hasta que sea despedido por alguna de las partes, ya que esta característica es fundamental en su proceder profesional (Kelly, 2008, pág. 122).

A continuación, se muestran ejemplos de fórmulas de cierre o de como finalizar la interacción en la modalidad de teleinterpretación:

Inglés	Francés	Español
Please don't hung up. That's all, thank you very much for having used our service and we hope it has been useful. I'm _____, your English interpreter number _____ Thanks!	Ne raccrochez pas. Alors, c'est tout, merci d'avoir utilisé le service d'_____, nous espérons que le service vous aura été utile! Je suis _____, l'interprète de français numéro _____ D'accord Madame Merci	Bueno pues nada, decirle que muchas gracias por llamar _____, que esperamos que el servicio haya sido de utilidad y que le ha atendido _____, su intérprete de francés número _____ ¿Vale?

Frases como "nada más", "esto es todo" y "pueden seguir adelante" dan paso a que las partes inicien la conversación, cuelguen el teléfono o simplemente se den cuenta de que el intérprete ha terminado con su parte.

En la modalidad de teleinterpretación, el protocolo de presentación y despedida está más establecido que en la modalidad de cara a cara. En la mayoría de los casos, los teleintérpretes siguen el protocolo establecido por la empresa que presta los servicios de teleinterpretación. En la interpretación cara a cara es poco frecuente encontrar al intérprete explicando al servicio público o al usuario cuál va a ser su función y cómo debe de proceder, probablemente debido a la familiarización por parte del personal sanitario con el trabajo del intérprete.

4.9.3. Falta de atención

Uno de los inconvenientes encontrados en esta modalidad es que el usuario es la primera vez que utiliza a otra persona para comunicarse en otro idioma. Esta confusión hace que muchas veces no sepa a quién dirigirse (si al proveedor o al intérprete) y en los casos de teleinterpretación, no preste atención a quién está al otro lado del aparato. Este problema es bastante frecuente cuando se recibe una llamada de emergencia, pues muchas veces los usuarios creen que están llamando a una compañía de teléfonos móviles (ya que el único número permitido cuando el teléfono móvil está bloqueado o sin cobertura es el de emergencia) o no saben exactamente a qué tipo de número están llamando (Parrilla Gómez, 2005, pág. 518).

En ocasiones, el usuario no presta atención al intérprete (a quién a su vez el proveedor le está transmitiendo una serie de instrucciones) porque se encuentra en una situación de emergencia o de estrés o el momento de confusión es tan grande que no sabe cómo actuar. Existen situaciones en las que, ante un incidente en la calle, varias personas se van poniendo al aparato. Cuando participan diferentes usuarios se produce una valiosa pérdida de tiempo y deterioro de la comunicación. Aunque el intérprete intente establecer un cierto orden es totalmente inevitable que se produzcan este tipo de situaciones.

Las conversaciones ocurridas en teleinterpretación suelen ser difíciles de organizar para el intérprete, pues ni el proveedor ni el intérprete mismo tienen a la vista al usuario y cuando éste no contesta, no saben si ha abandonado el auricular, si hay algún problema técnico, o si incluso ha abandonado la sala donde se encontraba.

Es en estos casos donde la paciencia del intérprete cobra un papel fundamental porque las conversaciones pueden ser interminables y, a veces, se tiene la sensación de no estar obteniendo la información necesaria (Kelly, 2008, pág. 46). Mediante frases como *Could you listen to us?* (¿podría escucharnos?), *just to us* (solo a nosotros), porque escucha al usuario hablar con otras personas que están a su lado, pero no está atento a lo que el intérprete le está preguntando, el intérprete está intentando captar la atención del usuario. La paciencia del servicio público también es vital, pues consciente de que se está utilizando un servicio de emergencia y de que el usuario no solo no proporciona respuesta, sino que está ignorándole, le puede decir al intérprete que le transmita "si no nos presta atención no la podemos ayudar" o frases parecidas.

La no comprensión de la pregunta o una respuesta no relacionada con la pregunta es frecuente en la teleinterpretación, sobre todo en llamadas de emergencia, donde normalmente el estado de angustia del que ha solicitado el servicio suele dificultar la comunicación clara y directa. En una conversación, por ejemplo, a la pregunta *what's the problem with your husband?* (¿Cuál es el problema de su marido?), a lo que la persona que ha llamado responde que efectivamente el servicio es para su marido diciendo "sí, for mi marido, sí". Evidentemente no contesta la pregunta sobre el tipo de problema que tiene el marido y en ese caso el intérprete tiene que formular la pregunta otra vez. No obstante, a veces es el servicio público el que puede ignorar al intérprete, manteniendo una conversación con otra persona que está en la sala, dejando el intérprete a la espera.

4.10. Posibles errores

A lo largo de esta obra se han ido enumerando una serie de elementos claves para desempeñar la interpretación en el contexto sanitario, consejos y estrategias para el intérprete profesional y para la formación de futuros intérpretes. Sin embargo, es necesario también alertar de errores frecuentes que ya se producen en este campo, porque solo así se podrán ofrecer al intérprete.

4.10.1. Errores en la transmisión del mensaje

Estos errores son principalmente de sentido, es decir, el mensaje que el intérprete ha transmitido al usuario o al servicio público no era el que la otra parte había comunicado.

En el siguiente caso, el usuario entiende el mensaje de forma errónea; el intérprete, en lugar de corregirlo, afirma, produciéndose una confusión:

Tabla 188. Ejemplo de errores en la transmisión del mensaje

Servicio Público (SP) – A	Intérprete (SP/EN) – B	Usuario (EN) – C
Y que bueno están, tienen un poco de estancamiento ponderado de estancamiento de peso.		
	Ajam.	
Pero vamos que es normal […] en los primeros días.		
	They haven't increased their weight they.	
		They lose, they lose weight.
	A little yes.	
		XXX we get.
	Now there is no gain so it is a little bit the same level now.	

Mientras que el médico le intenta transmitir que los bebés están estancados en cuanto al peso (que ni pierden, ni ganan), la intérprete le comunica al padre que "no han aumentado de peso" y el padre le dice que *they lose weight* (pierden peso) y la intérprete se lo confirma, mensaje erróneo pues el médico había transmitido lo contrario. La intérprete intenta utilizar una técnica de "reparación" y después le dice que están "un poco en el mismo nivel".

En el siguiente ejemplo, el intérprete comete una serie de errores en la transmisión del mensaje que pueden ser claves para el diagnóstico del médico. El paciente, que cuando era joven trabajó en un taller mecánico con asbesto (ejemplo que ya ha sido tratado antes), sufre asma. El médico le pregunta cuántos años ha estado trabajando con asbesto y la mujer del paciente contesta que dejó de trabajar cuando tenía cuarenta o cuarenta y cinco años. El intérprete entiende que esos fueron los años que estuvo trabajando con este material:

Tabla 189. Ejemplo de errores en la transmisión del mensaje

Servicio Público (SP) – A	Intérprete (SP/EN) – B	Usuario (EN) – C
	How many how many years did you you did that?	
		(Relative) When he was sixteen until he was, when did you retire? Oh no you stopped it then **forty years.** **About forty forty-five.**
	Cuarenta.	
Cuarenta-cuarenta y cinco, pero ¿él entonces manejaba materiales?		

Aquí el intérprete entiende que estuvo 25 años trabajando con asbesto y que tuvo asma antes de llegar a los cuarenta años. Sin embargo, la mujer transmite que fue cuando alcanzó esa edad cuando empezó a padecer de asma y entonces dejó de trabajar con asbesto:

Tabla 190. Ejemplo de errores en la transmisión del mensaje

Servicio Público (SP) – A	Intérprete (SP/EN) – B	Usuario (EN) – C
Pero con asbestos entonces sí ha trabajado todo este tiempo.		
	Sí sí. You worked all this twenty-five years with all this eh, this…	(Relative) He didn't have asthma.
		Well. (Relative) **He didn't have asthma, until he was forty.**
	Pero que asma tuvo hasta que tenía cuarenta años.	
		(Relative) Because he got pneumonia.
Entonces sí es importante que trabajara con asbestos.		
		(Relative) And asthma resulted from pneumonia.

El facultativo les sigue indicando que va a quedarse en el hospital hasta que desaparezca el líquido de los pulmones y que, según los resultados de la biopsia, tomarán una decisión u otra. El intérprete omite esta última parte y solo le dice que cuando el líquido desaparezca, el médico le indicará los pasos a seguir:

Tabla 191. Ejemplo de errores en la transmisión del mensaje

Servicio Público (SP) – A	Intérprete (SP/EN) – B
Ok. Muy bien. Pues, lo tendremos aquí hasta que mejore y tengamos resuelto el problema de la pleura y ya le iré indicando **en función de cómo vayan viniendo los resultados de la biopsia** los pasos luego a seguir.	
	Ok, for the moment he is going to stay here until all this thing goes away, **and then the doctor will explain to you the steps to follow.**
Ahora iremos sacando un poquito más de líquido. Sac…intentaremos sacar, hasta un máximo de un litro por turno por turno de enfermería, y una vez que ya no salga por su peso lo que hacemos es que conectamos el aparato de aspiración para chupar.	
	He said once the liquid by itself, it doesn't come out they will put an an aparate so it will suck.

La conversación prosigue y existe otro error de transmisión: mientras que el médico le intenta explicar que van a tratar de extraer un litro de líquido por turno de enfermería (cada 8 horas), esta información no es transmitida. Durante la conversación comentan otro problema del paciente, que en este caso también padece hidrocele testicular. El paciente dice que el problema le causa incomodidad. El intérprete, erróneamente, lo transmite como que el problema va a más y la hinchazón aumenta cada vez más mediante la frase "la cosa va a más" (información que no ha proporcionado el paciente):

Tabla 192. Ejemplo de errores en la transmisión del mensaje

Servicio Público (SP) - A	Intérprete (SP/EN) - B	Usuario (EN) - C
	Before you have any problem? [...] Any problem before?	No no.
		It's getting **uncomfortable** now.
	Dice que no, pero que se le hinchan **más y más.**	
En casa in en...	Started in England?	
		Yes.
	Dice que eso comenzó en Inglaterra, pero continua la **la cosa a más.**	

De hecho, le pregunta el intérprete si es "doloroso", y el paciente dice que no, que simplemente "molesto" (*annoying*). Esta información, tampoco se traslada al médico:

Tabla 193. Ejemplo de errores en la transmisión del mensaje

Servicio Público (SP) - A	Intérprete (SP/EN) - B	Usuario (EN) - C
	Is it painful?	
		No.
	No, no.	
		But now it is getting **annoying.**
	Dice que unic que no que no esta...	
Ok, bueno lo comentaremos con los urólogos para que lo vean también.		

Otro error de comprensión de término es el de "radiografía de contraste" (se le inyecta al paciente un medio de contraste para ver la opacidad de ciertos huecos o trayectos). Sin embargo, el intérprete, que desconoce este término, lo entiende como una radiografía "para contrastar" otra ya realizada, de ahí que utilice "como medida de control":

Tabla 194. Ejemplo de errores en la transmisión del mensaje

Servicio Público (SP) – A	Intérprete (SP/EN) – B	Usuario (EN) – C
	Dice que tuvo que se hizo un escáner en el mes de junio.	
Vale, pero, mm le había ofrecido una radiografía para que se la hiciera de **contraste** bueno.		
	Ok she had asked you to have an X-Ray, **as a control, as a control measure.**	
		Sorry.
	As a control measure she had asked for an X-ray no?	
		No no.

Los falsos amigos son otra causa muy frecuente en la transmisión del mensaje oral, no solamente en el contexto de la traducción médica donde este fenómeno se ha estudiado ampliamente (Navarro González, 2005; Postigo Pinazo, 2001). En el siguiente ejemplo, no solo se produce una falta de conocimiento del término especializado, sino que también se produce una confusión por un falso amigo fonético debido a la similitud en la pronunciación:

Tabla 195. Ejemplo de errores en la transmisión del mensaje

Servicio Público (SP) – A	Intérprete (SP/EN) – B	Usuario (EN) – C
		I have a, **murmur, heart murmur.**
¿Operada de mama?		
	Sí.	
		I had, rheumatic fever.
	Breast.	
		As a child.
	Que tuvo una fiebre, sorry, a fever? What type of fever?	
		Rheumatic […] I had a **murmur** as a child, went away.
	A **mama** what? As a child?	
		It's a murmur […] with my heart.
	Con su corazón.	
Sí, sí, la fiebre reumática es eso.		

Aquí el intérprete confunde murmur /'m3:mə^r/ por mama o pecho, llegando incluso a utilizar la palabra *breast*. El contexto e información posterior ayuda en la comprensión del mensaje, pero el intérprete no logra comprender completamente el término *murmur*.

En el siguiente ejemplo, el intérprete no distingue la diferencia del término inglés *engineer* con el término español ingeniero que también tiene la acepción de "técnico" y lo traduce como ingeniero. Es el facultativo el que una vez que ha escuchado la descripción de las tareas que realizaba comenta que el paciente debe haber trabajado como "mecánico de coches":

Tabla 196. Ejemplo de errores en la transmisión del mensaje

Servicio Público (SP) – A	Intérprete (SP/EN) – B	Usuario (EN) – C
Y y ¿en qué ha trabajado él?, ¿cuál ha sido su profesión?		
	His profession, what was it?	
		(Relative) Motor engineer. Motor engineer.
	Ingeniero.	
Pero con…		
	Ingeniero mecánico.	
[…] Y que era, de coches entonces ¿no?, ¿mecánico de coches?		
	That he was he worked in the cars.	
		Yes.
		(Relative) Repair.

Estos errores en el contexto de los SSPP pueden ser vitales, sobre todo en algunos casos, como en el de vistas judiciales en los que una elección léxica inadecuada puede cambiar la fuerza pragmática que deseaba transmitir el orador y cambiar el testimonio original, violando los estándares éticos de los intérpretes establecidos por algunos sistemas judiciales (Zambrano-Paff, 2011, pág. 1), aunque no es ámbito de nuestro trabajo, se pueden producir casos similares en el contexto sanitario o de servicios sociales.

Los errores que suceden con fechas son también importantes, sobre todo a la hora de administrar medicación o de conocer el tiempo que lleva ocurriendo un problema de salud. A continuación, se muestra cómo el intérprete, que intenta averiguar desde cuando está estreñido el paciente, no realiza bien la pregunta y se confunde con el día de la semana en el que empezó el estreñimiento, con el día en el que fue ingresado:

Tabla 197. Ejemplo de errores en la transmisión del mensaje

Servicio Público (SP) – A	Intérprete (SP/EN) – B	Usuario (EN) – C
¿Y desde cuándo está estreñido porque él ingresó ayer?		
	You came yesterday so since when, have you had this problem with the eh, constipation.	
		Here.
	But you only come yesterday, in one day?	
		No, Sunday.
	Que ha venido el domingo, o el jueves.	
		Cuatro días.

Los turnos de palabra largos, cargados de información, pueden resultar en una comprensión errónea del mensaje u omisiones posteriores a la hora de interpretarlo. El siguiente ejemplo muestra cómo dos instrucciones claras que estaban bien diferenciadas para el cuidado del paciente son malinterpretadas por dicho intérprete:

Tabla 198. Ejemplo de errores en la transmisión del mensaje

Servicio Público (SP) – A	Intérprete (SP/EN) – B
[…] como él se va a ir con sonda a casa, es muy importante que la bolsa de la sonda siempre esté, por debajo de él, nunca esté hacia arriba porque refluye la orina, y es muy importante que no se pegue ningún tirón de la sonda, y, a la hora de cambiar las bolsas… […] Yo, la voy a cambiar delante de ella para que ella lo vea tiene que ser de la forma más estéril posible y nunca, eh, que ella toque o manipule la parte que se va a meter dentro de la sonda para que no se infecte. […] Con una bolsa puede estar, como son de grifo, puede estar todo, todo el día, y le, él tiene un grifillo abajo que tu abres, y el pipi sale, el pipi sale, lo que pasa es…	

(continuado)

Tabla 198. Continuación

Servicio Público (SP) – A	Intérprete (SP/EN) – B
	¿Cuántas, entre cuantas horas tiene que cambiar más o menos?
Es que como es por el peso a lo mejor si es que está casi llena. [...] Se vacía y ya está, entonces luego lo que sí para que no esté cinco días con la misma bolsa, **si habrá que cambiarla a las 48 horas,** cada dos días cambiar la la bolsa. [...] También es muy importante que él se va a ir con un **catéter, en el riñón, una nefrostomía y eso tiene que curárselo en el centro de salud.** [...] Normalmente en el centro de salud lo están curando cada tres días. [...] Y él necesita que le curen cada tres días, el catéter que tiene en el riñón.	
	[...] Yeah. In the meantime, she said that you'll have to get that changed, well cleaned, the bolsa, you know, the bag [...] you'll have to get that cleaned every three days at the health center, so you'll have to take this down when you see the doctor anyway you'll have to give him the report.

A pesar de que la instrucción ha sido repetida y recalcada por la enfermera, el intérprete confunde el cambio de la bolsa (por una nueva) con el cuidado de la nefrostomía (en el centro de salud). El cambio de la bolsa puede realizarse en casa, por la mujer del paciente, mientras que la cura de la nefrostomía tiene que realizarse en el centro de salud. El intérprete transmite que la bolsa tendrá que ser limpiada cada tres días en el centro de salud.

Este malentendido se podría haber evitado con la toma de notas, puesto que la intervención del servicio público es bastante larga. No solo se produce un error en las instrucciones transmitidas, sino que también omite información importante como el cuidado que debe de tener a la hora de manipular la bolsa cuando la cambie en su domicilio.

El paciente, al que no le ha quedado claro, vuelve a preguntar si tienen que cambiarle la bolsa y utiliza la pasiva (*get that changed*) porque ha entendido que tiene que hacerlo en el centro de salud. El intérprete le contesta afirmativamente:

Tabla 199. Ejemplo de errores en la transmisión del mensaje

Intérprete (SP/EN) – B	Usuario (EN) – C
	And make an appointment.
Ok.	
	(Relative) Um so, **to have the dressings changed I mean, the bag, to have that changed.**
Yes it's just to have it cleaned and make sure everything's ok.	

A continuación, se observa otro error en la transmisión por un uso incorrecto de un término. El médico le pregunta al paciente si "tiene azúcar", es decir, si sus niveles de glucosa están por encima de lo normal. El intérprete presume que le está preguntando si es "diabético", pero este no es el sentido del mensaje que emite el facultativo. Además, la forma de realizar la pregunta difiere de la utilizada por el médico. Mientras que éste utiliza una pregunta abierta "¿tiene azúcar?", el intérprete lo formula como *you are not diabetic*, una vez más, presumiendo que el paciente va a contestar que "no":

Tabla 200. Ejemplo de errores en la transmisión del mensaje

Servicio Público (SP) – A	Intérprete (SP/EN) – B
Tiene azúcar, tensión alta.	
	No, you are not **diabetic?**

La conversación sigue desarrollándose y el paciente habla sobre sus niveles de colesterol, explicando que su oncólogo le dijo que estaban bien estos niveles pero que ella cree que el colesterol denominado coloquialmente "bueno" o HDL estaba bien, pero el LDL o colesterol "malo" estaba alto:

Tabla 201. Ejemplo de errores en la transmisión del mensaje

Intérprete (SP/EN) – B	Usuario (EN) – C
	No, they said, they said, the oncologist told me that levels they were a bit high, but I think eh, **the good cholesterol was,** was good, **but the high, the bad** cholesterol was high, so it…
[…] Dice **que del colesterol le han sacado**, pero ya que, **el bueno también era alto,** pues tampoco…	

Sin embargo, el intérprete contesta que "le han sacado colesterol" (que significa que tiene los niveles altos), mensaje erróneo pues el oncólogo le había informado de que los niveles estaban bien, y además que el colesterol "bueno" era alto, una vez más, falso sentido pues la paciente acababa de decir que el colesterol malo, que es perjudicial y puede producir enfermedades cardiovasculares, era el que tenía niveles altos. Con esta confusión se resta importancia al problema y puede ser que no se articule ningún tipo de prevención ante los posibles riesgos que conlleva el colesterol LDL.

4.10.2. Errores en la expresión lingüística

Una competencia óptima en los idiomas de trabajo es esencial en un intérprete dedicado al contexto de los SSPP. Diversas organizaciones profesionales, códigos éticos y planes de formación se han pronunciado sobre esta destreza particular con preocupación: "The competence to carry out a particular assignment shall include: a sufficiently advanced and idiomatic command of the languages concerned, with awareness of dialects and other linguistic variations that may be relevant to a particular commission of work" (NRPSI, Reino Unido), "Interpreters and translators only undertake work they are competent to perform in the languages for which they are professionally qualified through training and credentials" (AUSIT, Australia).

En el contexto que nos ocupa es frecuente encontrar a intérpretes, sobre todo voluntarios, que son nativos en un idioma (normalmente inglés o alemán) y que llevan muchos años viviendo en nuestro país y, por lo tanto, cuentan con un buen nivel de español. También encontramos intérpretes nativos de la lengua española que hablan uno o más idiomas. Sin embargo, el segundo idioma no ha sido adquirido de forma reglada ni unido a una formación como traductor o intérprete, sino que se ha aprendido por vivir años en un país y por la experiencia de muchos años y son frecuentes los errores lingüísticos que se encuentran cuando producen mensajes en su segunda lengua. Si bien el voluntariado viene a paliar las grandes carencias en el ámbito de la interpretación comunitaria como hemos podido comprobar en este corpus, se hace totalmente necesario un cambio de actitud de las administraciones. Es vital que se garantice que estos servicios están en manos de intérpretes profesionales con las técnicas y la pericia necesaria para lograr una comunicación satisfactoria y garantizar los derechos del usuario a recibir la asistencia que necesita con unas garantías de calidad.

Posibles errores

En la siguiente conversación se encuentran diversos errores lingüísticos, algunos de ellos son mensajes producidos como afirmaciones, pero que tenían que haber sido formulados como preguntas. Por ejemplo, *all the time he used to work with this material* cuando la pregunta debería de haber sido formulada como *did he use to work all the time with that material?* Otros errores encontrados han sido: *You already almost have two liters*, el mensaje del médico había sido que casi había conseguido expulsar dos líquidos, y podría haber sido transmitido como *two liters have already been thrown out*, por ejemplo. Incluso fallos gramaticales básicos que podrían evitarse si se tratase de un intérprete profesional que hubiera aprendido el idioma en un programa reglado universitario. A veces se observa que no tiene las competencias necesarias para formular preguntas que no revisten grandes dificultades, *Your legs are swollen?*, debería de haberse formulado como *Are your legs swollen?* o en *before you have any problem* (*did you have a problem before?*).

Los siguientes errores lingüísticos dificultan la comprensión del mensaje por parte del familiar del paciente en la siguiente conversación. El médico necesita saber si el problema de la paciente es algo que ocurre con normalidad o si le ha ocurrido antes. La pregunta es transmitida por el intérprete diciendo *the doctor is asking that the diarrhoea your mother is having now is something with usual*. En primer lugar, la pregunta indirecta no es formulada de forma correcta. En segundo lugar, *something with usual* no está bien formulado, y prueba de ello es que produce confusión en el receptor de este mensaje *is us(ual)?* El intérprete, sigue emitiendo frases lingüísticamente incorrectas (*usual diarrhoea?*). La hija de la paciente cree que este problema es "común" porque es lo que ha entendido tras el mensaje del intérprete y por eso pregunta la razón que hace que este problema sea común en otros pacientes. El intérprete una vez más, no se da cuenta de la confusión que está creando, que es la hija la que tiene que responder si es algo normal y responde que no sabe la razón, que es el médico el que lo está preguntando. Finalmente, cambia la forma de realizar la pregunta, esta vez formulada correctamente, y es cuando la hija se da cuenta de que es a ella a quien va dirigido el mensaje y que es una pregunta que ella tiene que contestar:

Tabla 202. Ejemplo de errores en la expresión lingüística

Servicio Público (SP) – A	Intérprete (SP/EN) – B	Usuario (EN) – C
When I touch here, do you feel any pain? ¿No? Ayer le pregunté yo a la señora porque no pude hablar con la hija, si este problema de la diarrea era un problema agudo de ahora o ya en el pasado en el año previo había tenido brotes de diarrea, a ver si la hija te puede…		
	The doctor is asking that the diarrhoea your mother is having now is something with usual XXX Usual, diarrhoea?	
		(Relative) But why? Why?
	I don't know, but he asks me.	
		Ah, ok.
	Is it the first time that she has this.	
		Oh, are you asking me?
	Yeah, about your mother, is it the first time it happens?	

Aquí también encontramos problemas de entonación. Este importante elemento ha sido analizado por Shlesinger (1994), que comparó los niveles de comprensión de los receptores de dos versiones de interpretación simultánea en los que la entonación era distinta, siendo la entonación un elemento esencial para la comprensión del mensaje. En el caso que nos ocupa, en especial en esta última muestra analizada, la entonación del intérprete no es apropiada, pues formula una pregunta *Is it the first time that she has this* y el familiar del paciente no sabe si le está preguntando a ella *oh are you asking me?* Para lograr una respuesta del paciente y una interacción dinámica, la entonación juega un papel primordial, ya que como afirma Knapp (1988, pág. 317) variando el volumen, el tono y la velocidad podemos incrementar la probabilidad de que el receptor del mensaje nos comprenda. Un mensaje sin cambios, constante, monótono obstaculiza la comprensión, y esto es lo que ha ocurrido en el ejemplo anterior y lo que se ha podido observar durante la compilación del corpus entre el personal voluntario.

Mientras prosigue la conversación, siguen existiendo errores de concordancia *his kidneys* (cuando están hablando de una mujer), errores de sentido a la hora de expresar una acción como *it came to one efficiency* en lugar de *it resulted in* o *it produced, it lead to*:

Tabla 203. Ejemplo de errores en la expresión lingüística

Servicio Público (SP) – A	Intérprete (SP/EN) – B
Bueno, le resumo, eh, debido a la, diarrea y a la pérdida de líquido, se deshidrató, e hizo una insuficiencia renal aguda.	
	They say, because of the diarrhoea, eh, then **it came came to** one efficiency in efficiency in the, **his,** kidneys.

El médico desea preguntar si la paciente se ha levantado, mensaje que se transmite diciendo *she is still in bed*. Una vez más, una pregunta que se formula como tal, y además, aparece un error de sentido, pues es obvio que la paciente está todavía en la cama porque lo están viendo en ese momento. Además, la hija pregunta si todavía no se puede levantar su madre y el intérprete, en lugar de transmitir al médico la pregunta, contesta *don't know*:

Tabla 204. Ejemplo de errores en la expresión lingüística

Servicio Público (SP) – A	Intérprete (SP/EN) – B	Usuario (EN) – C
Bueno, eh, no se ha levantado me imagino todavía, ¿no?		
	She is still in bed, she is still in bed.	
		(Relative) Yeah, yeah, I thought.
Si le apetece…		
		(Relative) She is not allowed out of bed, is she?
	Eh?	
		(Relative) She is not allowed out, is she?
	Don't know.	

Los errores lingüísticos pueden causar que una explicación médica no sea transmitida correctamente al paciente como hemos podido comprobar.

En el siguiente fragmento el intérprete traslada la siguiente información utilizando frases incoherentes y sin sentido cuando dice *the reason why she was he has this inflammation of the belly it's because after the operation you know they have this something*. Esta última parte no proporciona información sobre la razón de esta inflamación. Y prosigue con mensajes vagos e incoherentes como *and then something happened and then his intestines you know just eh*, otra vez utilizando *something* (algo) que no deja clara la razón:

Tabla 205. Ejemplo de errores en la expresión lingüística

Servicio Público (SP) – A	Intérprete (SP/EN) – B	Usuario (EN) – C
		(Relative) XXX What is the matter? With the stomach?
	Explícale.	
Pues eso, que en el postoperatorio muchas personas, aunque, no hagan anestesia de la barriga, hacen, se les queda la barriga paralizada y a ella se le ha quedado la barriga paralizada, por eso tenía la barriga como un bombo, como un tambor.		
	Aha, **the reason why she was, she has, this eh, inflammation of the belly, it's because after the operation you know, they have this something.**	
		She has XXX operation?
	Not at all, because of postoperatory.	
Postoperatorio.		
	Yeah, postoperatory, you know, and then something happened, and then his intestines, you know, just eh.	
		XXX paralysed.

El mismo intérprete prosiguió con errores lingüísticos y de sentido en la oración *there is a moment of a eh waiting and your stomach your belly not keeps going down*. Otro error lingüístico, en este caso de vocabulario, que se observó en esta conversación fue la del término *fart*. El intérprete lo utiliza de forma inadecuada y el receptor no entiende el mensaje. En ese momento, el coordinador, intérprete profesional que estaba presente, pudo resolver satisfactoriamente el malentendido proporcionando el término correcto. Esta falta de conocimiento terminológico también se observa al final de la conversación cuando no encuentra el equivalente para el concepto "hacer caca" y lo transmite en español. Si bien el servicio público intenta expresar esta realidad mediante diminutivos para introducir cierto tono eufemístico como el que se pudiera emplear para los niños pequeños, el intérprete no sabe reaccionar para encontrar el mismo término eufemístico en inglés, *poop,* o ni siquiera el término formal que enuncia esa realidad, *defecate*:

Tabla 206. Ejemplo de errores en la expresión lingüística

Servicio Público (SP) – A	Intérprete (SP/EN) – B	Usuario (EN) – C
Pero necesitamos que la tripa empiece a moverse más y más, que haya, que se tire peditos y que, haga caquita.		
	[...] And then, wait wait wait, and then what is very important the surgeon is coming to see you XXX, and then you should farth, **farth** as much as you can.	
		Farth?
	Farth.	
		What is it?
	To **farth**. (Intérprete coordinador) to **fart**	
		(Relative) Like wind
	Yeah, make wind [...] And then you also do, eh, **caca**.	

En su estudio, Hale (2004) analizó los errores gramaticales presentes en sus datos y revisando la distinción ofrecida por Chomsky (1965) entre errores y fallos, prefiere considerar estos fallos gramaticales en la producción del intérprete como errores porque para ella es difícil determinar si estos son fallos de competencia o fallos de actuación.

Tras el análisis de estos ejemplos, debemos concluir que es necesario conceder gran importancia a los idiomas de trabajo de los intérpretes en este contexto, incluso si se trata de intérpretes voluntarios que desempeñan esta labor de forma altruista. Es cierto que en exámenes de acceso a organismos europeos e internacionales los candidatos son evaluados en sus destrezas para traducir e interpretar en dos o incluso tres idiomas, pero esto no ocurre así en el contexto de los SSPP. Las dificultades que entraña esta modalidad se traducen en errores de transmisión de mensaje, errores lingüísticos que pueden llevar a malentendidos graves. Estos obstáculos se deben evitar a toda costa en el desempeño de la profesión.

Las estrategias discursivas y el perfeccionamiento de habilidades lingüísticas y culturales deben constituir una obligación en la formación continua de los intérpretes, debiendo existir instrumentos que pudieran medir de alguna forma el cumplimiento de unos grados de formación mínima, sobre todo teniendo en cuenta los casos de mala praxis que puede existir en el contexto sanitario.

5. CONCLUSIONES

En el mundo global en el que vivimos, cada vez más existe una premura por conseguir amplia información sobre los diferentes grupos étnicos y las diferentes comunidades con trasfondos lingüísticos y religiosos distintos a los del país de acogida, teniendo estos elementos una influencia sobre la cuestión sanitaria. Existen países en los que conviven grandes comunidades de inmigrantes con un idioma distinto al de su nuevo país, causándoles grandes estragos a la hora de adaptarse a su nueva vida. En los países anglosajones existe una gran afluencia de pacientes con un nivel de inglés muy limitado (LEP, por sus siglas en inglés) y si no se les proporciona un intérprete, puede considerarse como un acto de discriminación.

A veces, el usuario extranjero experimenta cierto estrés causado por este proceso de transición hacia una sociedad distinta junto con las dificultades sociales y económicas a las que tienen que hacer frente, teniendo como resultado una sanidad precaria entre la población de estas comunidades. En esta sociedad pluralista como la nuestra, todos intentamos comunicarnos con otros cuyos mundos de símbolos y significados son muy distintos a los nuestros (Clark, 1983, pág. 806) y las necesidades comunicativas que pueden surgir entre idiomas y culturas hacen que sea imprescindible una comunicación más integral para que las personas de diferentes culturas puedan tomar sus propias decisiones en cuanto a su salud.

Y precisamente en el ámbito de la medicina donde siempre es vital la interpretación, especialmente en periodos de la historia, como el momento presente, donde los movimientos migratorios proliferan. Los cambios sociales y la globalización del nuevo milenio han propiciado que la investigación de los profesionales de la interpretación irremediablemente se incline hacia los problemas a los que se tienen que enfrentar los intérpretes en el ámbito de los SSPP. Es bien cierto que la gran mayoría de los trabajos de investigación, artículos científicos y tesis doctorales, han pretendido abarcar los distintos sectores de la atención al usuario en la comunidad tanto en el plano jurídico, educativo y asistencial. No obstante, la preocupación y la atención a la interacción en el ámbito biosanitario está presente en la inmensa mayoría de dichos trabajos y, lo que es más, se le dedica una atención primordial tanto al análisis de dificultades como a la búsqueda de estrategias que puedan mejorar los servicios.

En España podemos afirmar que existen numerosos grupos de investigación en el campo de la ISSPP, promocionando congresos, participando en proyectos internacionales y creando materiales. Sin embargo, se hace necesario aumentar los trabajos de investigación en el contexto hospitalario basados en datos reales como el presente trabajo. Y es que precisamente estas reflexiones que tienen lugar en la esfera académica son muy importantes puesto que proyectan cierta concienciación en los entes sociales para que se produzcan cambios sustanciales en las políticas de las comunidades con respecto a la comunicación en los SSPP.

Es obvio que existe una falta de apoyo social e institucional, al igual que grandes diferencias entre países en temas de estándares y guías de actuación, normativa y expectativas de los gobiernos hacia la ISSPP. Es por ello que también existen diferencias en temas de formación y acreditación, con países que ya cuentan con grandes iniciativas, como Australia y Reino Unido. La certificación de profesionales debería concederse tras un periodo de formación formal siguiendo unos objetivos y unas líneas de actuación (Corsellis, 2008). Esta formación debería estar seguida por una evaluación formal en la que los intérpretes trabajen con aspectos como el conocimiento sobre el servicio público, fluidez tanto oral como escrita en los idiomas de trabajo, y la terminología, además de incluir distintos tipos de modalidad de interpretación (simultánea, de enlace, *chuchotage* y traducción a la vista).

La importancia de establecer protocolos, estrategias y alertar de posibles errores recae en la necesidad de conceder un papel más importante a la interpretación de enlace en los grados de Traducción e Interpretación y, sobre todo, concienciar a las administraciones de la necesidad de contar con estos intérpretes cualificados para prestar servicios en los SSPP. La profesionalización de la ISSPP necesita un marco ideológico que contemple las necesidades y expectativas de aquellos a los que presta servicio, incluyendo usuarios minoritarios y vulnerables. Este marco proporcionaría al intérprete la habilidad para involucrarse con el idioma y las diferencias culturales cuando surjan en la conversación (Kent, 2007, pág. 207).

La modalidad de teleinterpretación ya está extensamente implantada en ciertos contextos y, aunque todavía existen algunos detractores, no debemos de ignorar la importancia que está teniendo en algunos escenarios, como por ejemplo, procedimientos judiciales. La formación en teleinterpretación debe incluirse en los programas oficiales de formación de intérpretes, ya que se convertirá en una opción laboral para los estudiantes. Por ello, las técnicas para captar la atención del usuario, las estructuras para pedir aclaraciones o incluso para organizar el discurso, y los turnos de palabra deben ser parte esencial de la formación. Los intérpretes tienen que ser capaces de trabajar sin estar físicamente en el mismo lugar que en el que se produce la conversación y permitirles que organicen la interacción y el turno de palabra en esas situaciones (Kelly, 2008). Recordemos también la importancia de los protocolos de presentación y despedida de esta modalidad, tan necesarios para establecer cuál es la función del intérprete y la neutralidad que se va a adoptar durante la conversación. Pedirles a las partes que hablen alto y claro, utilizando frases cortas, al igual que alertar de cuando la conversación se ha terminado son estructuras que se deberían practicar desde los años de formación.

El traductor y/o intérprete en el contexto sanitario tiene que centrarse en este género como un conjunto de rasgos (no solo terminología especializada) y entender, no solo la tipología de comunicación, sino también los diferentes registros que interactúan en diferentes idiomas y culturas, resaltando el conocimiento la identidad profesional como comunicador intercultural (García Izquierdo, 2009, pág. 22). El intérprete en el contexto de los SSPP se enfrenta a diferentes tipologías, tanto escritas como orales. Desde guías con información para el paciente hasta historiales médicos más especializados, por eso se hace necesario que en la formación se familiaricen con todo este amplio abanico de tipologías textuales. El discurso en este contexto a veces no cuenta con una estructura lógica, ya que el usuario puede producir un discurso ilógico e inconsistente y no responder a preguntas o aclaraciones solicitadas por el intérprete. Es aquí donde el intérprete será el principal agente a la hora de reorganizar el significado y de asegurar el éxito en el proceso comunicativo junto con otros participantes de la conversación (Ferrara, 1994). Este rol de agente será más difícil en la modalidad de teleinterpretación (Postigo Pinazo, Varela Salinas, & Parrilla Gómez, 2013).

Igual de importante en este contexto es el lenguaje y la terminología especializados, haciendo necesaria una formación constante por parte del intérprete. Junto con la competencia intercultural, se convierten en destrezas esenciales para el intérprete en los SSPP, asegurando la calidad y la igualdad, es decir, considerando las creencias y costumbres de un paciente en cualquier asistencia sanitaria para que no se produzca discriminación alguna (Mudarikiri, 2003). Es por ello que lo que Corsellis (2008) denomina como profesionales bilingües no serían apropiados para las tareas de interpretación. Por el contrario, pueden asumir otras útiles tareas como recepcionistas para recibir al usuario en diferentes idiomas, estar a cargo de mensajes rutinarios o reservar citas. A este respecto, es necesario distinguir entre el mediador y el intérprete. El mediador tiene funciones definidas que no debe asumir el intérprete. Algunas de estas tareas van más allá de encuentros lingüísticos, como concienciar sobre algunos temas, formación, o acompañamiento. Además, su formación es distinta a la recibida por intérpretes (Navaza, Estévez, & Serrano, 2009).

El componente cultural es clave en la asistencia sanitaria ya que diferentes culturas tienen diferentes formas de conceptualizar enfermedades y procesos realizados con la salud. Normalmente el personal sanitario no posee este conocimiento cultural y es ahí donde el intérprete debe también prestar ayuda. En algunas culturas se tiende a dramatizar las patologías, mientras que en otras se enmascara la gravedad de los síntomas, pudiendo llegar a ser peligroso. Otra actitud con la que el intérprete tiene que estar familiarizado es el significado simbólico de ciertas nociones como la sangre o la dieta, tan importante en algunas comunidades como la musulmana.

En este contexto, la exactitud y la competencia cultural son esenciales. Una pobre interpretación puede dar lugar a un malentendido, que a su vez puede causar un error en el diagnóstico pudiendo tener consecuencias fatales. Es por ello que aumentar el interés y la investigación por la ISSPP debe estar más presente. Por desgracia, muchos servicios públicos cuentan con voluntarios para solventar esa barrera lingüística y, aunque la buena voluntad de estas personas se agradece, debería estar orientada hacia otras labores, como acompañamiento y apoyo.

Los errores aquí expuestos pueden haberse producido porque el intérprete no ha entendido el mensaje o porque no han sido capaces de traducirlo de forma correcta. Los intérpretes en muchos casos no han solicitado aclaración sobre el significado del mensaje. También se ha demostrado la importancia de una formación en los idiomas de trabajo. Los errores más frecuentes encontrados siguiendo la clasificación de Vásquez y Javier (1991, pág. 164) han sido omisiones, adiciones y adopción de diferentes roles.

Con el presente trabajo, se pretende reflexionar con miras a fortalecer el papel del intérprete en el contexto hospitalario, al igual que resaltar la necesidad de poder observar de forma directa la actuación del mismo con el objetivo de establecer patrones de actuación, errores comunes y los roles que adopta el intérprete, y cómo estos roles pueden ayudar a que la comunicación sea un éxito, o como pueden ser un obstáculo hacia la neutralidad y profesionalidad que se debe mostrar. Con investigaciones como la presente, reivindicamos el uso de intérpretes profesionales para asegurar una asistencia sanitaria de calidad al paciente que no hable el idioma del servicio público. Con estos resultados, podemos obtener información valiosa para la formación, a nivel universitario, y en los mismos centros hospitalarios que cuenten con grupos de intérpretes.

6. REFERENCIAS BIBLIOGRÁFICAS

Abril Martí, M. I. (2006). La interpretación en los Servicios Públicos: Caracterización como género, contextualización y modelos de formación. Hacia unas bases para el diseño curricular. Tesis doctoral. Granada: Universidad de Granada.

ACCESS. (1999). *Guide To Arab Culture: Health Care Delivery to the Arab American Community*. Recuperado el 20 de 12 de 2018, de http://www.accesscommunity.org/site/DocServer/health_and_research_cente_21.pdf?docID=381

Aleixandre Benavent, R., & Amador Iscla, A. (2001). Problemas del lenguaje médico actual (I). Extranjerismos y falsos amigos. *Papeles Médicos*(10 (3)), 144–149.

Almahano Gueto, I., & Postigo Pinazo, E. (2013). *Turismo y salud: traducción, interpretación y comunicación intercultural en el sector turístico europeo*. Granada: Comares.

Alonso, I., & Baigorri, J. (2008). Enseñar la interpretación en los servicios públicos: una experiencia docente. *Redit*(1), 5–11.

Amato, A., Spinolo, N., & González Rodríguez, M.J. (2018). *Handbook of remote interpreting – SHIFT in orality*. Recuperado el 20 de 02 de 2019, de http://amsacta.unibo.it/5955/1/HANDBOOK_SHIFT.pdf

Angelelli, C. (2004). *Medical Interpreting and Cross-Cultural Communication*. Cambridge: Cambridge University Press.

Angelelli, C. (2012). Medicine. En C. Paulston, S. Kiesling, & E. Rangel, *Handbook of Intercultural Discourse and Communication* (págs. 430–448). Hoboken: Wiley-Blackwell.

Angelelli, C. (2015). Study on Public Service Translation in Cross-border Healthcare. Final Report for the European Commission Directorate-General for Translation Reference: DGT/2014/TPS.

Arce Romeral, L., & Seghiri, M. (2018). Booth-friendly term extraction methodology based on parallel corpora for training medical interpreters. *Current Trends in Translation Teaching and Learning E*(5), 1–46.

Baigorri Jalón, J. (2004). *Interpreters at the United Nations: A History*. Salamanca: Ediciones Universidad Salamanca.

Barik, H. C. (1975). Simultaneous interpretation: qualitative and linguistic data. *Language and Speech*(18), 272–297.

Barranco Droegue, R., Pradas Macias, E., & García Becerra, O. (2013). *Quality in interpreting: widening the scope. Vol 1 y 2*. Granada: Comares.

Beck, K. (2007). *Kommunikationswissenschaft*. Konstanz: UVK Verlagsgesellschaft.

Bennett, L., & Westfall, J. (2003). An Elderly Woman With Severe Anxiety Associated with Anticipated Use of an Interpreter. *The Journal of the American Board of Family Practice*(16), 255–256.

Berk-Seligson, S. (2002). *The Bilingual Court room. Court Interpreters in the Judicial Process*. Chicago: University of Chicago Press.

Bialystok, E., & Ryan, E. (1985). Toward a definition of metalinguistic skill. *Merrill-Palmer Quarterly*(31), 229–251.

Biber, D., Stig, J., Leech, G., Conrad, S., & Fineg, E. (1999). *Longman Grammar of Spoken and Written English*. Londres: Longman.

Bischoff, A., Henley, A., & Kurth, E. (2012). Staying in the middle: A qualitative study of health care interpreter's perception of their work. *Interpreting*(14(1)).

Blanco Pérez, A., & Gutiérrez Coute, U. (2002). Legibilidad de las páginas webs sobre salud dirigidas a pacientes y lectores de la población general. *Revista española salud pública*(476), 321–331.

Borrel i Carrió, F. (1999). *Manual de entrevista clínica*. Barcelona: Doyma.

Bot, H. (2005). *Dialogue Interpreting in Mental Health*. Ámsterdam: Rodopi.

Bourke, J., & Lucadou-Wells, R. (2009). Interpreters, Translators and legal practitioners: a perspective of working together for refugee and asylum-seeking clients in Australia. *Redit*.

Bowker, L., & Corpas Pastor, G. (2015). Translation Technology. En R. Mitkov, *Handbook of Computational Linguistics*. Oxford: Oxford University Press.

Bühler, H. (1986). Linguistic (Semantic) and Extra-linguistic (Pragmatic) Criteria for the Evaluation of Conference Interpretation and Interpreters. *Multilingua*(5–4), 231–235.

Burbano O'Leary, S., Federico, S., & Hampers, L. (2003). The Truth About Language Barriers: One Residency Program's Experience. *Pediatrics: Official Journal of the American Academy of Pediatrics*(111), 569–573.

Byrne, P., & Long, B. (1976). *Doctors talking to patients*. Londres: Her Majesty's Stationary Office.

Calvo, E., & Vigier Moreno, F. (2018). La interpretación en los servicios públicos en Andalucía: una década bajo la lupa (2006–2016). En A. Foulquié-Rubio, M. Vargas Urpi, & M. Fernández Pérez, *Panorama de la traducción y la interpretación en los servicios públicos españoles: una década de cambios, retos y oportunidades* (págs. 13–30). Granada: Comares.

Castro, I., & Gámez, M. (2002). Historia clínica. *Farmacia Hospitalaria, Sociedad española de farmacia hospitalaria*, 295–305. Recuperado el 20 de 12 de 2008, de http://www.sefh.es/bibliotecavirtual/fhtomo1/cap22.pdf

Chen, N., & Ko, L. (2011). An Online Synchronous Test for Professional Interpreters. *Educational Technology & Society*(13 (2)), 153–165.

Chomsky, N. (1965). *Aspects of the theory of syntax*. Cambridge, MA: MIT Press.

Cicourel, A. (1999). The interaction of cognitive and cultural models in healthcare delivery. En S. Sarangi, & C. Roberts, *Talk, work and institutional order* (págs. 183–224). Berlín/Nueva York: Routledge.

Clark, M. (1983). Cultural Context of Medical Practice. *The Western Journal of Medicine*(139), 806–810.

Clifford, A. (2004). Is Fidelity Ethical? The Social Role of the Healthcare Interpreter. *TTR*(17, 2), 89–114.

Collados Aís, A., & Fernández Sánchez, M. (2001). *Manual de Interpretación Bilateral*. Granada: Comares.

Collados Aís, A. (1996). La entonación monótona como parámetro de calidad en interpretación simultánea: La evaluación de los receptores. Tesis doctoral. Granada: Universidad de Granada.

Cordella, M. (2004). *The Dynamic Consultation: a discourse analytical study of doctor-patient communication*. Ámsterdam/Filadelfia: John Benjamins.

Corpas Pastor, G. (2018). Tools for the interpreters: the Challenges that Lie Ahead. *Current Trends in Translation Teaching and Learning E*(5), 157–182.

Corsellis, A. (2008). *Public Service Interpreting. The First Steps*. Basingstoke: Palgrave McMillan.

Darias Marrero, A. (2006). Interpretación: Tipos de situación comunicativa y didáctica. Tesis Doctoral. Las Palmas de Gran Canaria, Universidad de las Palmas de Gran Canaria.

Davidson, B. (2000). The interpreter as institutional gatekeeper: The social-linguistic role of interpreters in Spanish-English medical discourse. *Journal of Sociolinguistics*(4/3), 379–405.

Del Pozo Triviño, M., & Fernandes del Pozo, D. (2018). Situación de la traducción y la interpretación en los servicios públicos de Galicia (2006-2016). En A. I. Foulquié-Rubio, M. Vargas Urpi, & M. Fernández Pérez, *Panorama de la traducción y la interpretación en los servicios públicos españoles: una década de cambios, retos y oportunidades* (págs. 99–118). Granada: Comares.

Dubslaff, F., & Martinsen, B. (2007). Exploring untrained interpreter's use of direct versus indirect speech. En F. Pöchhacker, & M. Shlesinger, *Healthcare Interpreting. Discourse and Interaction* (págs. 53–76). Ámsterdam/Filadelfia: John Benjamins.

Farooq, S., & Fear, C. (2003). Working Through Interpreters. *Advances in Psychiatric Treatment*(9), 104–109.

Fernández Molina, M. A. (2006). Fenómenos Migratorios y su influencia en los cuidados transculturales en el marco hospitalario. *Cultura de los cuidados*(20), 62–69.

Fernández Sánchez, M. (2011). La práctica de la interpretación: introducción histórica. En A. Collado Aís, & M. Fernández Sánchez, *Manual de Interpretación Bilateral* (págs. 1–37). Granada: Comares.

Ferrara, K. (1994). *Therapeutic Ways with Words*. Nueva York: Oxford University Press.

Flores, G., Abreu, M., Barone, C., Bachur, R., & Lin, H. (2012). Errors of Medical Interpretation and Their Potential Clinical Consequences: A Comparison of Professional Versus Ad Hoc Versus No Interpreters. *Annals of Emergency Medicine*(6,5), 545–553.

Foulquié-Rubio, A., Vargas-Urpi, M., & Fernández Pérez, M. (2018). *Panorama de la traducción y la interpretación en los servicios públicos españoles: una década de cambios, retos y oportunidades*. Granada: Comares.

Fowler, Y. (2007). *Interpreting into the ether: interprepreting for prison/court video link hearings*. Recuperado el 23 de 12 de 2018, de Critical Link 5 Quality interpreting- a shared responsibility?: http://criticallink.org/wp-content/uploads/2011/09/CL5Fowler.pdf

Frank, R. H., & Bernanke, B. S. (2008). *Principles of Microeconomics*. Boston: McGraw-Hill/Irwin.

Gallez, E. (2010). Advantages of a horizontal transcription format for interpreted interactions. *6th Critical Link. Celebrado del 26–30 julio 2010 en Aston University*. Birmingham.

García Izquierdo, I. (2009). *Divulgación médica y traducción: El género información para pacientes*. Berna: Peter Lang.

Gentile, A., Ozolonis, U., & Vasalikakos, M. (1996). *Liaison Interpreting. A Handbook*. Victoria: Melbourne University Press.

Gile, D. (1990). L'évaluation de la qualité de l'interprétation par les délégués: une étude de cas. *The Interpreters' Newsletter*(3), 66–71.

Gile, D. (1995). *Regards sur la recherche en interprétation de conférence*. Villeneuve d'Ascq: Presses Universitaires de Lille.

Goffman, E. (1981). *Forms of talk*. Filadelfia: University of Pennsylvania Press.

Hale, S. (1999). Interpreters' treatment of discourse markers in courtroom questions. *International Journal of Speech Language and the Law*(6,1), 57–82.

Hale, S. (2002). How faithfully do court interpreters render the style of non-English speaking witnesses' testimonies? A data-based study of Spanish-English bilingual proceedings. *Discourse studies*(4), 25–47.

Hale, S. (2004). *The discourse of court interpreting: Discourse practices of the law, the witness, and the interpreter*. Ámsterdam/Filadelfia: John Benjamins.
Hale, S. (2007). *Community Interpreting*. Basingstoke: Pallgrave McMillan.
Harres, A. (1998). "But basically you're feeling well, aren't you?" Tag questions in medical Consultations. *Health Communications*(10 (2)), 11–123.
Helman, C. (1994). *Culture, Health and Illness: An Introduction for Health Professionals*. Oxford: Butterworth-Heinemann.
Herbert, J. (1952). *The interpreter's handbook. How to become a conference interpreter*. Ginebra: Librairie de l'Université.
Hessman, J., Salmi, E., Turner, G., & Wurm, S. (2011). Developing and transmitting a shared interpreting research ethos. EUMASLI – a case study. En B. Nicodemus, & L. Swabey, *Advances in interpreting research: Inquiry in action* (págs. 177–198). Ámsterdam/Filadelfia.
Hubscher-Davidson, S., & Borodo, M. (2012). *Global Trends in Translator and Interpreter Training Mediation and Culture*. Londres/Nueva York: Continuum Publishers.
Ilie, L. (2014). Mediación e interpretación de inglés y rumano en el proyecto InterMed. En C. Valero Garcés, *(Re) thinking ethics and ideology in PSIT* (págs. 148–157). Alcalá de Henares: Servicio de Publicaciones de la Universidad.
Jalbert, M. (1998). Travailler avec un interprète en consultation psychiatrique. *PRISME*(8 (3)), 94–111.
Jiang, L. (2007). From "Community Interpreting" to "Discourse Interpreting": Establishing Some Useful Parameters. *MuTra 2007 – LSP Translation Scenarios*. Viena.
Jones, D., & Gill, P. (1998). Breaking Down Language Barriers. *British Medical Journal*(316), 1476–1480.
Kade, O. (1967). Zu einigen Besonderheiten des Simultandolmetschens. *Fremdsprachen*(1), 8–17.
Kalina, S. (2005). Quality assurance for interpreting processes. *Meta*(50 (2)), 768–784.
Kaufert, J., & Putsch, R. (1997). Communication through Interpreters in Healthcare, ethical dilemmas arising from differences in class, culture, languages and power. *The journal of Clinical Ethics*(8), 71–87.
Kelly, N. (2008). *Telephone interpreting. A comprehensive guide to the profession*. Victoria: Trafford Publishing.
Kent, S. (2007). Why bother? Institutionalisation, interpreter decisions and power relations. En C. Wadensjö, B. Englund Dimitrova, & A. Nilsson, *The*

Critical Link 4: Professionalisation of Interpreting in the Community (págs. 193-204). Ámsterdam/Filadelfia: John Benjamins.

Klimkiewicz, A. (2005). L'interprétation communautaire: un modèle de communication trialogique. *TTR*(18 (2)), 209-224.

Knapp, M. (1988). *La comunicación no verbal. El cuerpo y el entorno*. Barcelona: Paidós.

Kopczynski, A. (1980). *Conference interpreting: Some linguistic and communicative problems*. Poznan: Adam Mickiewicz University Press.

Kurz, I. (1990). Overcoming language barriers in European Television. *Interpreting – Yesterday, Today and Tomorrow, ATA*, 168-175.

Lavado Puyol, R., & Postigo Pinazo, E. (2018). La terminografía basada en corpus y su repercusión/importancia/relevancia en la interpretación sanitaria: creación de la base de datos TermiMED. *Lebende Sprachen*, 101-136.

Lázaro Gutiérrez, R. (2010). La interpretación en los servicios sanitarios en España. Estudio de la asimetría en las consultas médicas con pacientes de habla extranjera y la repercusión de la presencia de un intérprete ocasional. Tesis doctoral. Alcalá de Henares: Universidad de Alcalá de Henares.

Leanza, Y. (2007). Roles of community interpreters in pediatrics as seen by interpreters, physicians and researches. En F. Pöchhacker, & M. Shlesinger, *Healthcare Interpreting. Discourse and Interaction* (págs. 11-34). Ámsterdam/Filadelfia: John Benjamins.

Lee, J. (2007). Telephone interpreting – seen from the interpreter's perspective. *Interpreting*(9:2), 231-252.

Lim, L. (2013). Examining Students' Perceptions of Computer-Assisted Interpreter Training. *The interpreter and translator trainer*(7(1)), 71-89.

Liu, M. (2011). Methodology in interpreting studies. A methodological review of evidence-based research. En B. Nicodemus, & L. Swabey, *Advances in interpreting research: Inquiry in action* (págs. 85-120). Ámsterdam/Filadelfia: John Benjamins.

López Piñero, J., & Terrada Ferrandis, M. (2005). *Introducción a la Terminología Médica*. Barcelona: Masson.

Major, G., & Napier, J. (2012). Interpreting and knowledge mediation in the healthcare setting: What do we really mean by "accuracy". *Translation and knowledge mediation in medical and health settings, Linguistica Antverpiensia*(11), 207-225.

Martin, A. (2000). La interpretación social en España. En D. Kelly, *La traducción y la interpretación en España hoy: Perspectivas profesionales* (págs. 207-223). Granada: Comares.

Martin, A. (2003). Investigación en interpretación social. Estado de la cuestión. En E. Ortega Arjonilla, *Panorama actual de la traducción y la interpretación* (Vol. 1, págs. 429-446). Granada: Atrio.

Mason, I. (1999). *The Translator. Special issue on dialogue Interpreting* (Vol. 5). Manchester: St. Jerome Publishing.

Matyssek, H. (1989). *Handbuch der Notizentechnik für Dolmetscher*. Heidelberg: Julius Groos Verlag.

Mayor Serrano, B. (2005). Análisis contrastivo (inglés-español) de la clase de texto "folleto de salud" e implicaciones didácticas para la formación de traductores médicos. *Panace@*(VI, 20), 132-141.

Merlini, R. (2009). Interpreters in Emergency Wards. En R. De Pedro Rico, I. Pérez, & C. Wilson, *Interpreting and Translating in Public Service Settings. Policy, Practice, Pedagogy* (págs. 89-114). Manchester: St. Jerome Publishing.

Mesa, A. (1997). *L'interprète culturel: un professional apprécié. Étude sur les services d'interprétation: le point de vue des clients, des intervenants et des interprètes*. Montreal: Régie régionale de la santé et des services sociaux de Montréal-Centre.

Métraux, J., & Alvir, S. (1995). L'interprète: traducteur, médiateur culturel ou co-thérapeute. *InterDialogos: idées pour une éducation en contextes pluriculturels*(2), 23-26.

Metzger, M. (1999). *Sign language interpreting. Deconstructing the myth of neutrality*. Washington, DC: Gallaudet University Press.

Meyer, B. (2004). *Dolmetschen im medizinischen Aufklärungsgespräch*. Münster: Vaxman.

Migoya García, P. (2018). *La interpretación de lenguas minoritarias en el contexto de refugiados. Análisis de la realidad y de la situación en las ONG de Sevilla*. Trabajo Fin de Grado. Sevilla: Universidad Pablo de Olavide.

Mishler, E. (1984). *The discourse of medicine: Dialectics of medical interviews*. Norwood, NJ: Ablex.

Montalt, V., & González Davies, M. (2007). *Medical Translation step by step*. Manchester: St. Jerome Publishing.

Moreno, M. R. (2015). *Interpretación en el ámbito sanitario*. Trabajo de Fin de Grado. Sevilla: Universidad Pablo de Olavide.

Moser, P. (1995). *Simultanes Konferenzdolmetschen. Anforderungen und Erwartungen der Benutzer*. Endbericht. Viena: Stadt + Regionalforschung GmbH.

Moser-Mercer, B. (2005). Remote Interpreting: Issues of Multi-Sensory Integration in a Multilingual Task. *Meta* (50), 727-738.

Mouzourakis, P. (1996). Videoconferencing: Techniques and Challenges. *Interpreting*, *1*(1), 21–38.

Mudarikiri, M. (2003). Working with the interpreters in adult Mental Health. En R. Tribe, & H. Raval, *Working with interpreters in Mental Health* (págs. 182–197). Nueva York: Brunner Routledge.

Muñoz Luna, R., & Taillefer, L. (2018). *Integrating Information and Communication Technologies in English for Specific Purposes*. Cham: Springer International Publishing.

Napier, J. (2004). Interpreting Omissions. A new perspective. *Interpreting*(6:2), 117–142.

Navarro González, F. (1997). Dos personajes literarios en el lenguaje de la neurología: Pickwick (I). *Revista Neurología*(25 (144)), 1297–1307.

Navarro González, F. (2005). *Diccionario crítico de dudas inglés – español de medicina*. Madrid: Mc Graw Hill Interamericana.

Navaza, B., Estévez, L., & Serrano, J. (2009). «Saque la lengua, por favor» Panorama actual de la interpretación sanitaria en España. *Panace@*(10 (30)), 141–156.

Nevado Llopis, A. (2018). Mapa de la situación de la traducción y la interpretación en los servicios públicos en Aragón. En A. I. Foulquié-Rubio, M. Vargas Urpi, & M. Fernández Pérez, *Panorama de la traducción y la interpretación en los servicios públicos españoles: una década de cambios, retos y oportunidades* (págs. 31–46). Granada: Comares.

NHS. (1999). *The National Service Framework for Mental Health*. Recuperado el 22 de 12 de 2018, de https://assets.publishing.service.gov.uk/government/uploads/system/uploads/attachment_data/file/198051/National_Service_Framework_for_Mental_Health.pdf

Nicodemus, B., & Swabey, L. (2011). *Advances in interpreting research: Inquiry in action*. Ámsterdam/Filadelfia: John Benjamins.

Niska, H. (2003). Cuando fracasan las palabras. Métodos y herramientas del trabajo terminológico para intérpretes en los Servicios Públicos. En C. Valero Garcés, *Traducción e Interpretación en los Servicios Públicos. Contextualización, Actualidad y Futuro* (págs. 91–123). Granada: Comares.

O'Rourke, B., & Castillo, P. (2009). Top-down or Bottom-up. Language Policies in Public Service Interpreting in the Republic of Ireland, Scotland and Spain. En R. De Pedro Rico, I. Perez, & C. Wilson (Edits.), *Interpreting and Translating in Public Service Settings. Policy, Practice, Pedagogy*. Manchester: St. Jerome Publishing.

Ortega Arjonilla, E., & Martínez López, A. (2017). *Traducción e Interpretación en el ámbito sanitario*. Granada: Comares.

Ortega-Herráez, J., & Blasco-Mayor, M. (2018). Radiografía (2006-2016) de la provisión de servicios lingüísticos en los servicios públicos de la Comunidad Valenciana. En A. Foulquié-Rubio, M. Vargas-Urpi, & M. Fernández Pérez, *Panorama de la traducción y la interpretación en los servicios públicos españoles: una década de cambios retos y oportunidades* (págs. 171-201). Granada: Comares.

Parrilla Gómez, L. (2005). La teletraducción en los Servicios de Emergencias 112 Andalucía. En M. García Peinado, N. Campos Plaza, E. Ortega Arjonilla, & C. Vilvandre de Sousa, *El español. Lengua de cultura. Lengua de traducción. Aspectos teóricos, metodológicos y profesionales* (págs. 515-524). Granada: Atrio.

Parrilla Gómez, L. (2009). El discurso médico: propuestas metodológicas para la elaboración de guías de traducción especializadas para el profesional y el usuario. En M. Varela Salinas, *Panorama actual en el estudio y la enseñanza de discursos especializados* (págs. 145-164). Berna: Peter Lang.

Parrilla Gómez, L. (2014). El reto de una interpretación comunitaria de calidad: buceo en las necesidades formativas y análisis crítico de un corpus de interacción oral en el contexto biosanitario y de servicios sociales español. Tesis doctoral. Málaga: Universidad de Málaga.

Parrilla Gómez, L. (2018). Códigos éticos: formación para intérpretes. En E. Postigo Pinazo, *Nuevas tecnologías, procesos cognitivos y estrategias para la optimización de las competencias del traductor e intérprete* (págs. 83-104). Berlín: Frank&Timme.

Parrilla Gómez, L., & Postigo Pinazo, E. (2018). Intercultural communication and interpreter's roles: widening taxonomies for effective interaction within the healthcare context. *Current Trends in Translation Teaching and Learning E*(5), 236-314.

Pérez-Luzardo Díaz, J., & Fernández Pérez, M. (2018). La provisión de la traducción y la interpretación en los servicios públicos de Canarias: retos de un territorio insular. En A. I. Foulquié-Rubio, M. Vargas Urpi, & M. Fernández Pérez, *Panorama de la traducción y la interpretación en los servicios públicos españoles: una década de cambios, retos y oportunidades* (págs. 65-82). Granada: Comares.

Peterson, R. (2000). Metacognition and recall protocols in the interpreting classroom. En C. Roy, *Innovative practices for teaching sign language interpreters* (págs. 132-152). Washington, DC: Gallaudet University Press.

Phelan, M., & Parkman, S. (1995). How To Work with An Interpreter. *British Medical Journal* (311), 555-557.

Pino Postigo, A. (2017). Challenges in Doctor-patient Communication in the Province of Malaga: A Multilingual Crossroads. *Procedia: Social Behavioral Sciences* (237), 992-997.

Pöchhacker, F. (2001). Quality Assessment in Conference and Community Interpreting. *Meta* (46 (2)), 410–425.

Pöchhacker, F. (1999). Getting Organized: The Evolution of Community Interpreting. *Interpreting, 4* (1), 125–140.

Pöchhacker, F. (2004). *Introducing interpreting studies.* Londres/Nueva York: Routledge.

Pöchkacker, F. (2000). The Community Interpreter's Task: Self-Perception and Provider Views. En R. Roberts, S. Carr, D. Abraham, & A. Dufour (Edits.), *The Critical Link 2: Interpreters in the community* (págs. 49–65). Ámsterdam/Filadelfia: John Benjamins.

Portal de la Unión Europea. (20 de 12 de 2018). Obtenido de https://europa.eu/european-union/index_es

Postigo Pinazo, E. (2001). Terminología médica y dificultades en su traducción: diccionarios bilingües en inglés y español. En M. Ayala Castro, *Diccionarios y enseñanza* (págs. 305–316). Alcalá de Henares: Universidad de Alcalá de Henares.

Postigo Pinazo, E. (2015). En busca de una interpretación de calidad en el ámbito sanitario. En M. Varela Salinas, & B. Meyer, *Translating and Interpreting Healthcare Discourses* (págs. 31–58). Berlín: Frank&Timme.

Postigo Pinazo, E., & Calleja Reina, M. (2017). A model to enhance interaction for people with severe intellectual disability in healthcare, education and interpreting. *Procedia: Social and Behavioral Sciences, 237,* 1189–1195.

Postigo Pinazo, E., & Parrilla Gómez, L. (2017). Protocolo de comunicación con el paciente discapacitado: colaboración entre personal sanitario e intérprete. En E. Postigo Pinazo, *Disability and Communication: Scientific Analysis, Total Communication, ITCs Tools and Case Studies* (págs. 119–134). Nueva York: Mc Graw Hill.

Postigo Pinazo, E., Varela Salinas, M., & Parrilla Gómez, L. (2013). Problemas discursivos en la teleinterpretación y parámetros de calidad. El caso de la interpretación en el ámbito sanitario. En O. García Becerra, E. Pradas Macías, & R. Barranco-Droege, *Quality in Interpreting: Widening the scope* (págs. 267–292). Granada: Comares.

Prince, C. (1986). Hablando con el doctor. Communication problems between doctors and their Spanish-speaking patients. Tesis doctoral. Washington DC: Georgetown University.

Prunc, E. (1997). Translationskultur. *TEXTconTEXT*(11), 99–127.

Quintero Pérez, G., Rodríguez Rubio, T., & Arencibia Pino, E. (2005). *Glosario español-inglés de interrogantes y frases útiles para la entrevista médica a un* paciente con un trastorno en la región cabeza-cuello. *Disponible en:* http://bvs.sld.cu/revistas. Recuperado el 22 de 12 de 2018, de http://bvs.sld.cu/revistas/aci/vol13_2_05/aci10_05.pdf

Ramos, L. (2012). El Consentimiento Informado. *Panace@*(13 (36)), 294-298.

Reithofer, K. (2010). English as a lingua franca vs. interpreting: Battleground or peaceful coexistence? *The Interpreters' Newsletter*(15), 143-157.

Reithofer, K. (2013). Comparing modes of Communications. The effect of English as a lingua franca vs. interpreting. *Interpreting*(15, 1), 48-73.

Riccardi, A. (2002). Evaluation in interpretation. En E. Hung, *Teaching Translation and Interpreting 4: Building bridges* (págs. 115-126). Ámsterdam/Filadelfia: John Benjamins.

Rodríguez Cobo, L. (2018). La interpretación sanitaria: un acercamiento a los servicios lingüísticos ofrecidos en los hospitales de Osuna, Oviedo y Santander. Trabajo Fin de Grado. Sevilla: Universidad Pablo de Olavide.

Roser i Nebot, N. (2015). Árabe: la lengua del Corán. Su aprendizaje y traducción como recurso docente y estrategia traductiva. En M. Boudchar, & A. Saidy, *Homenaje al Dr, Jaafar Ben El Haj Soulami. Semblanzas y estudios* (págs. 75-83). Tetuán: Al-Jaliy al-'Arabi.

Roy, C. (2000). *Interpreting as a Discourse Process*. Nueva York/Oxford: Oxford University Press.

Rudvin, M. (2004). Cross-cultural dynamics in community interpreting. Troubleshooting. En G. Hansen, K. Malmkær, & D. Gile, *Translation Studies: Claims, Changes and Challenges* (págs. 271-283). Ámsterdam/Filadelfia: John Benjamins.

Rudvin, M., & Tomassini, E. (2011). *Interpreting in the Community and Workplace. A Practical Teaching Guide*. Basingstoke: Palgrave Macmillan.

Ruiz Rosendo, L. (2006). La interpretación de conferencias y la comunicación especializada en el ámbito de la medicina: Estudio de la situación en España. Tesis Doctoral. Granada, Universidad de Granada. Recuperado el 20 de 12 de 2018, de http://hera.ugr.es/tesisugr/16114140.pdf

Russell, D. (2011). Designing a research project. Beginning with the end in mind. En B. Nicodemus, & L. Swabey, *Advances in Interpreting Research* (págs. 27-46). Ámsterdam/Filadelfia: John Benjamins.

Şahin, M. (2013). Virtual worlds in interpreting training. *The Interpreter and Translator Trainer*(7(1)), 91-106.

Schweda Nicholson, N. (1985). Consecutive interpretation training: Videotapes in the classroom. *META*(30(2)), 148-154.

Seleskovitch, D., & Lederer, M. (1989). *Pédagogie Raisonnée de l'interprétation*. Bruselas-Luxemburgo: Didier érudition.

Shlesinger, M. (1994). Intonation in the production and perception of simultaneous interpretation. En S. Lambert, & B. Moser-Mercer, *Bridging the gap: Empirical research in simultaneous interpretation* (págs. 225–236). Ámsterdam/Filadelfia: John Benjamins.

Skaaden, H., & Wattne, M. (2009). Teaching interpreting in Cyberspace. The answer to all our prayers? En R. De Pedro Rico, I. Perez, & C. Wilson, *Interpreting and Translating in Public Service Settings. Policy, Practice, Pedagogy* (págs. 74–88). Manchester: St. Jerome Publishing.

Smith, J., & Gunderman, R. (2010). Should We Inform Patients of Radiology Results?. *Radiology*(255, 2), 317–321. Recuperado el 27 de 12 de 2018, de http://radiology.rsna.org/content/255/2/317.long

Soler Caamaño, E. (2006). La calidad en formación especializada en interpretación: análisis de los criterios de evaluación de un jurado en un postgrado de interpretación de conferencia médica. Tesis doctoral. Barcelona: Universidad Pompeu Fabra.

Straker, J. (2004). On-line and between the lines. The internet and glossary production for public service interpreters. En C. Wadensjö, B. Englund Dimitrova, & A. Nilsson, *The Critical Link 4: Professionalisation of interpreting in the community* (págs. 273–282). Ámsterdam/Filadelfia: John Benjamins.

Tebble, H. (1999). The tenor of consultant physicians: Implications for medical interpreting. *The Translator* (5(2)), 179–200.

Tipton, R., & Furmanex, O. (2016). *Dialogue Interpreting. A Guide to Interpreting in Public Services and the Community*. Londres/Nueva York: Routledge.

Torres Diaz, M. (2004). *Guía de Conversación Básica para Personal Sanitario y Pacientes en 19 Lenguas*. Málaga: Servicio de Publicaciones de la Universidad de Málaga.

Ugarte Ballester, X., & Vargas Urpi, M. (2018). La interpretación en los servicios públicos en Catalunya y en las Illes Balears. En A. Foulquié-Rubio, M. Vargas-Urpi, & M. Fernández Pérez, *Panorama de la traducción y la interpretación en los servicios públicos españoles: una década de cambios, retos y oportunidades* (págs. 47–64). Granada: Comares.

Valero Garcés, C. (2003). *Traducción e interpretación en los Servicios Públicos. Contextualización, actualidad y futuro*. Granada: Comares.

Valero Garcés, C. (2008). Doctor-patient consultations in dyadic and triadic exchanges. En F. Pöchhacker, & M. Shlesinger, *Healthcare Interpreting. Discourse and Interaction* (págs. 35–51). Ámsterdam/Filadelfia: John Benjamins.

Valero Garcés, C., & Monzón, S. (2018). El presente de la Traducción e Interpretación en los Servicios Públicos de la zona centro. En A. Foulquié-Rubio, M. Vargas Urpi, & M. Fernández Pérez, *Panorama de la traducción y la interpretación en los servicios públicos españoles: una década de cambios, retos y oportunidades* (págs. 119-136). Granada: Comares.

Vargas Urpi, M. (2012). La interpretació als serveis públics i la mediació intercultural amb el col lectiu xinès a Catalunya. Tesis doctoral. Barcelona: Universidad Autónoma de Barcelona.

Vasquez, C., & Javier, R. (1991). The problem with interpreters: communication with Spanish-speaking patients. *Hospital and Community Psychiatry*(42 (2)), 163-165.

Vermeiren, H. (2018). A first Set of Guidelines for Public Service Interpreters who unexpectedly face Clients with a Disability. *Current Trends in Translation and Learning*(5), 437-471.

von Flotow, L. (2005). The (Globalized) Three Amigos: Translating and Disseminating HIV/AIDS Prevention Discourse. *TTR*(18,2), 193-207.

Vuorikoski, A. (2004). *A voice of its citizens or a modern Tower of Babel? The quality of interpreting as a function of political rhetoric in the European Parliament*. Tampere: Tampere University Press.

Wadensjö, C. (1992). *Interpreting as Interaction: On dialogue-interpreting in immigration hearings and medical encounters*. Linköping: Linköping University.

Wadensjö, C. (1998). Interpreting as Interaction. Nueva York/Londres: Longman.

Zambrano-Paff, M. (2011). The Impact of Interpreters. Linguistic Choices in Bilingual Hearings. En L. Ortiz López, *Documentos del 13th Hispanic Linguistics Symposium* (págs. 190-202). Somerville, MA: Cascadilla Proceedings Project.

Zwischenberger, C. (2011). Qualität und Rollenbilder beim simultanen Konferenzdolmetschen. Tesis doctoral. Viena: Universidad de Viena.

Índice de tablas

Tabla 1.	El intérprete como facilitador de la comunicación	64
Tabla 2.	El intérprete como propulsor de la comunicación	65
Tabla 3.	El intérprete como propulsor de la comunicación	66
Tabla 4.	El intérprete como propulsor de la comunicación	66
Tabla 5.	El intérprete como propulsor de la comunicación	67
Tabla 6.	El intérprete como propulsor de la comunicación	67
Tabla 7.	El intérprete como portavoz del servicio público	68
Tabla 8.	El intérprete como portavoz del servicio público	69
Tabla 9.	El intérprete como portavoz del servicio público	69
Tabla 10.	El intérprete como portavoz del servicio público	70
Tabla 11.	El intérprete asume el papel del profesional sanitario	71
Tabla 12.	El intérprete asume el papel del profesional sanitario	72
Tabla 13.	El intérprete asume el papel del profesional sanitario	72
Tabla 14.	El intérprete asume el papel del profesional sanitario	73
Tabla 15.	El intérprete asume el papel del profesional sanitario	73
Tabla 16.	El intérprete asume el papel del profesional sanitario	74
Tabla 17.	El intérprete asume el papel del profesional sanitario	74
Tabla 18.	El intérprete asume el papel del profesional sanitario	75
Tabla 19.	El intérprete asume el papel del profesional sanitario	75
Tabla 20.	El intérprete asume el papel del profesional sanitario	76
Tabla 21.	El intérprete asume el papel del profesional sanitario	76
Tabla 22.	El intérprete asume el papel del profesional sanitario	77
Tabla 23.	El intérprete asume el papel del profesional sanitario	78
Tabla 24.	El intérprete asume el papel del profesional sanitario	78
Tabla 25.	El intérprete asume el papel del profesional sanitario	79
Tabla 26.	El intérprete asume el papel del profesional sanitario	79
Tabla 27.	El intérprete asume el papel del profesional sanitario	80
Tabla 28.	El intérprete asume el papel del profesional sanitario	80
Tabla 29.	El intérprete asume el papel del profesional sanitario	81
Tabla 30.	El intérprete asume el papel del profesional sanitario	82
Tabla 31.	El intérprete asume el papel del profesional sanitario	82
Tabla 32.	El intérprete asume el papel del profesional sanitario	83
Tabla 33.	El intérprete asume el papel del profesional sanitario	84
Tabla 34.	El intérprete como amigo del usuario	85
Tabla 35.	El intérprete como amigo del usuario	86
Tabla 36.	El intérprete como amigo del usuario	86
Tabla 37.	El intérprete como amigo del usuario	87

Tabla 38.	El intérprete como amigo del usuario		88
Tabla 39.	El intérprete como amigo del usuario		89
Tabla 40.	El intérprete como amigo del usuario		89
Tabla 41.	El intérprete como amigo del usuario		90
Tabla 42.	El intérprete como amigo del usuario		91
Tabla 43.	El intérprete como amigo del usuario		91
Tabla 44.	El intérprete como amigo del usuario		92
Tabla 45.	El intérprete como amigo del usuario		92
Tabla 46.	El intérprete como amigo del usuario		93
Tabla 47.	El intérprete como amigo del usuario		94
Tabla 48.	El intérprete como amigo del usuario		95
Tabla 49.	El intérprete como mediador cultural		96
Tabla 50.	El intérprete como mediador cultural		97
Tabla 51.	Ejemplo de adaptación cultural de un término		98
Tabla 52.	Ejemplo de adaptación cultural de un término		99
Tabla 53.	Ejemplo de adaptación cultural de un término		99
Tabla 54.	Ejemplo de conversión de unidades de masa		100
Tabla 55.	Ejemplo de adaptación terminológica		107
Tabla 56.	Ejemplo de explicación terminológica		108
Tabla 57.	Ejemplo de explicación terminológica		108
Tabla 58.	Ejemplo de explicación terminológica		109
Tabla 59.	Ejemplo de explicación terminológica		109
Tabla 60.	Ejemplo de explicación terminológica		110
Tabla 61.	Ejemplo de explicación terminológica		110
Tabla 62.	Ejemplo de explicación terminológica		111
Tabla 63.	Ejemplo de explicación terminológica		111
Tabla 64.	Ejemplo de explicación terminológica		112
Tabla 65.	Ejemplo de desconocimiento del término		112
Tabla 66.	Ejemplo de desconocimiento del término		113
Tabla 67.	Ejemplo de explicación terminológica		113
Tabla 68.	Ejemplo de explicación terminológica		113
Tabla 69.	Ejemplo de explicación terminológica		114
Tabla 70.	Ejemplo de explicación terminológica		114
Tabla 71.	Ejemplo de falta de conocimiento terminológico		115
Tabla 72.	Ejemplo de falta de conocimiento terminológico		115
Tabla 73.	Ejemplo de falta de conocimiento terminológico		116
Tabla 74.	Ejemplo de uso de falso amigo		117
Tabla 75.	Ejemplo de uso de primera y tercera persona		118
Tabla 76.	Ejemplo de uso de tercera persona		118
Tabla 77.	Ejemplo de uso de tercera persona		119

Tabla 78.	Ejemplo de uso de **on** y **nous**	120
Tabla 79.	Ejemplo de uso de primera y tercera persona	121
Tabla 80.	Ejemplo de uso de primera persona	121
Tabla 81.	Ejemplo de uso de primera persona	121
Tabla 82.	Ejemplo de uso de pausas cortas	123
Tabla 83.	Ejemplo de uso de pausas cortas	123
Tabla 84.	Ejemplo de uso de pausas largas	124
Tabla 85.	Ejemplo de uso de alargamiento de vocal	124
Tabla 86.	Ejemplo de énfasis sobre un término	124
Tabla 87.	Ejemplo de énfasis sobre palabras clave	125
Tabla 88.	Ejemplo de énfasis sobre palabras clave	125
Tabla 89.	Ejemplo de énfasis sobre palabras clave	126
Tabla 90.	Ejemplo de técnica para suavizar el mensaje	127
Tabla 91.	Ejemplo de técnica para suavizar el mensaje	128
Tabla 92.	Ejemplo de uso de verbos modales para cambiar el tono del mensaje	129
Tabla 93.	Ejemplo de uso de verbos modales para cambiar el tono del mensaje	130
Tabla 94.	Ejemplo de uso de verbos modales para cambiar el tono del mensaje	130
Tabla 95.	Ejemplo de técnicas para enfatizar la importancia del mensaje	131
Tabla 96.	Ejemplo de técnicas para enfatizar la importancia del mensaje	132
Tabla 97.	Ejemplo de técnicas para enfatizar la importancia del mensaje	133
Tabla 98.	Ejemplo de técnicas para enfatizar la importancia del mensaje	133
Tabla 99.	Ejemplo de técnicas para enfatizar la importancia del mensaje	134
Tabla 100.	Ejemplo de técnicas para enfatizar la importancia del mensaje	134
Tabla 101.	Ejemplo de discurso informal	135
Tabla 102.	Ejemplo de discurso en tono distendido	135
Tabla 103.	Ejemplo de discurso en tono distendido	136
Tabla 104.	Ejemplo de discurso en tono distendido	136
Tabla 105.	Ejemplo de técnica para trasmitir malas noticias	138
Tabla 106.	Ejemplo de organización del discurso	140
Tabla 107.	Ejemplo de interrupción para organizar el discurso	141
Tabla 108.	Ejemplo de organización del discurso	141
Tabla 109.	Ejemplo de organización del discurso	142
Tabla 110.	Ejemplo de reformulación del mensaje del usuario	143
Tabla 111.	Ejemplo de reformulación del mensaje del servicio público	144
Tabla 112.	Ejemplo de reformulación del mensaje del servicio público	145
Tabla 113.	Ejemplo de reformulación del mensaje del servicio público	146
Tabla 114.	Ejemplo de reformulación del mensaje del servicio público	146

Tabla 115.	Ejemplo de reformulación del mensaje del servicio público	148
Tabla 116.	Ejemplo de reorganización de la información del discurso	149
Tabla 117.	Ejemplo de reorganización de la información del discurso	150
Tabla 118.	Ejemplo de adaptación del mensaje al nivel cultural del usuario	150
Tabla 119.	Ejemplo de adaptación del mensaje al nivel cultural del usuario	151
Tabla 120.	Ejemplo de adaptación del mensaje al nivel cultural del usuario	152
Tabla 121.	Ejemplo de adaptación del mensaje al nivel cultural del usuario	152
Tabla 122.	Ejemplo de adaptación del mensaje al nivel cultural del usuario	153
Tabla 123.	Ejemplo de sustitución del término especializado por término común	154
Tabla 124.	Ejemplo de sustitución del término especializado por término común	154
Tabla 125.	Ejemplo de sustitución del término especializado por término común	154
Tabla 126.	Ejemplo de sustitución del término especializado por término común	155
Tabla 127.	Ejemplo de adaptación al nivel cultural del usuario	155
Tabla 128.	Ejemplo de adaptación al nivel cultural del usuario	156
Tabla 129.	Ejemplo de sustitución del término especializado por término común	156
Tabla 130.	Ejemplo de sustitución del término especializado por término común	156
Tabla 131.	Ejemplo de sustitución del término especializado por término común	157
Tabla 132.	Ejemplo de sustitución del término especializado por término común	157
Tabla 133.	Ejemplo de uso del término especializado	158
Tabla 134.	Ejemplo de uso del término especializado	158
Tabla 135.	Ejemplo de uso del término especializado	158
Tabla 136.	Ejemplo de omisiones conscientes	162
Tabla 137.	Ejemplo de omisiones conscientes	162
Tabla 138.	Ejemplo de omisiones inconscientes (por restricciones de tiempo)	163
Tabla 139.	Ejemplo de omisiones inconscientes (por falta de formación)	163
Tabla 140.	Ejemplo de omisiones inconscientes (por falta de formación)	164

Tabla 141.	Ejemplo de omisiones inconscientes (por falta de formación)	165
Tabla 142.	Ejemplo de omisiones inconscientes (por falta de formación)	166
Tabla 143.	Ejemplo de omisiones inconscientes (por falta de formación)	166
Tabla 144.	Ejemplo de omisiones inconscientes (por falta de formación)	167
Tabla 145.	Ejemplo de omisiones inconscientes (por falta de formación)	167
Tabla 146.	Ejemplo de omisiones inconscientes (por falta de formación)	168
Tabla 147.	Ejemplo de omisiones inconscientes (por falta de formación)	168
Tabla 148.	Ejemplo de omisiones inconscientes (por falta de formación)	169
Tabla 149.	Ejemplo de omisiones inconscientes (por falta de formación)	169
Tabla 150.	Ejemplo de omisiones inconscientes (por falta de formación)	170
Tabla 151.	Ejemplo de omisiones inconscientes (por falta de formación)	171
Tabla 152.	Ejemplo de repetición	172
Tabla 153.	Ejemplo de repetición	173
Tabla 154.	Ejemplo de repetición a modo de resumen	173
Tabla 155.	Ejemplo de repetición de elementos clave	174
Tabla 156.	Ejemplo de adición de información	175
Tabla 157.	Ejemplo de adición de información	175
Tabla 158.	Ejemplo de adición de información	176
Tabla 159.	Ejemplo de adición de información	176
Tabla 160.	Ejemplo de discurso para verificar información	177
Tabla 161.	Ejemplo de discurso para verificar información	178
Tabla 162.	Ejemplo de discurso para verificar información	178
Tabla 163.	Ejemplo de repetición para verificar información	179
Tabla 164.	Ejemplo de discurso para verificar información	181
Tabla 165.	Ejemplo de discurso para verificar información	181
Tabla 166.	Ejemplo de aclaración	183
Tabla 167.	Ejemplo de aclaración	183
Tabla 168.	Ejemplo de uso de señales de atención	184
Tabla 169.	Ejemplo de uso de partículas para provocar respuesta	186
Tabla 170.	Ejemplo de uso de partículas para provocar respuesta	186
Tabla 171.	Ejemplo de uso de partículas para confirmar información	187
Tabla 172.	Ejemplo de uso de partículas para confirmar información	187
Tabla 173.	Ejemplo de uso de la partícula *right* para iniciar una nueva fase	187
Tabla 174.	Ejemplo de uso de marcadores afirmativos	188
Tabla 175.	Ejemplo de uso de marcadores de uso informal	188
Tabla 176.	Ejemplo de uso de partículas de vacilaciones	189
Tabla 177.	Ejemplo de uso de partículas de vacilaciones	189
Tabla 178.	Ejemplo de uso de frases que expresan duda o vacilación	190
Tabla 179.	Ejemplo de uso de partículas de resumen	191

Tabla 180.	Ejemplo de uso de partículas de resumen	191
Tabla 181.	Ejemplo de uso de fórmulas de cortesía	191
Tabla 182.	Ejemplo de uso de fórmulas de cortesía	192
Tabla 183.	Ejemplo de uso de fórmulas de cortesía	192
Tabla 184.	Ejemplo de confusión sobre a qué interlocutor se refiere	193
Tabla 185.	Ejemplo de confusión sobre a qué interlocutor se refiere	193
Tabla 186.	Ejemplo de confusión sobre a quién debe dirigirse el interlocutor	194
Tabla 187.	Ejemplo de dificultad de comprensión por el ruido	195
Tabla 188.	Ejemplo de errores en la transmisión del mensaje	201
Tabla 189.	Ejemplo de errores en la transmisión del mensaje	202
Tabla 190.	Ejemplo de errores en la transmisión del mensaje	202
Tabla 191.	Ejemplo de errores en la transmisión del mensaje	203
Tabla 192.	Ejemplo de errores en la transmisión del mensaje	204
Tabla 193.	Ejemplo de errores en la transmisión del mensaje	204
Tabla 194.	Ejemplo de errores en la transmisión del mensaje	205
Tabla 195.	Ejemplo de errores en la transmisión del mensaje	205
Tabla 196.	Ejemplo de errores en la transmisión del mensaje	206
Tabla 197.	Ejemplo de errores en la transmisión del mensaje	207
Tabla 198.	Ejemplo de errores en la transmisión del mensaje	207
Tabla 199.	Ejemplo de errores en la transmisión del mensaje	209
Tabla 200.	Ejemplo de errores en la transmisión del mensaje	209
Tabla 201.	Ejemplo de errores en la transmisión del mensaje	209
Tabla 202.	Ejemplo de errores en la expresión lingüística	212
Tabla 203.	Ejemplo de errores en la expresión lingüística	213
Tabla 204.	Ejemplo de errores en la expresión lingüística	213
Tabla 205.	Ejemplo de errores en la expresión lingüística	214
Tabla 206.	Ejemplo de errores en la expresión lingüística	215

**Studien zur romanischen Sprachwissenschaft
und interkulturellen Kommunikation**

Herausgegeben von Gerd Wotjak, José Juan Batista Rodríguez und Dolores García-Padrón

Die vollständige Liste der in der Reihe erschienenen Bände finden Sie auf unserer Website
https://www.peterlang.com/view/serial/SRSIK

Band 100 Cécile Bruley / Javier Suso López (eds.) : La terminología gramatical del español y del francés. La terminologie grammaticale de l'espagnol et du français. Emergencias y transposiciones, traducciones y contextualizaciones. Émergences et transpositions, traductions et contextualisations. 2015.

Band 101 Pedro Mogorrón Huerta / Fernando Navarro Domínguez (eds.) : Fraseología, Didáctica y Traducción. 2015.

Band 102 Xoán Montero Domínguez: La traducción de proyectos cinematográficos. Modelo de análisis para los largometrajes de ficción gallegos. 2015.

Band 103 María Ángeles Recio Ariza / Belén Santana López / Manuel De la Cruz Recio / Petra Zimmermann González (Hrsg./eds.): Interacciones / Wechselwirkungen. Reflexiones en torno a la Traducción e Interpretación del / al alemán. Überlegungen zur Translationswissenschaft im Sprachenpaar Spanisch-Deutsch. 2015.

Band 104 Héctor Hernández Arocha: Wortfamilien im Vergleich. Theoretische und historiographische Aspekte am Beispiel von Lokutionsverben. 2016.

Band 105 Giovanni Caprara / Emilio Ortega Arjonilla / Juan Andrés Villena Ponsoda: Variación lingüística, traducción y cultura. De la conceptualización a la práctica profesional. 2016.

Band 106 Gloria Corpas Pastor / Miriam Seghiri (eds.): Corpus-based Approaches to Translation and Interpreting. From Theory to Applications. 2016.

Band 107 Teresa Molés-Cases: La traducción de los eventos de movimiento en un corpus paralelo alemán-español de literatura infantil y juvenil. 2016.

Band 108 María Egido Vicente: El tratamiento teórico-conceptual de las construcciones con verbos funcionales en la tradición lingüística alemana y española. 2016.

Band 109 Pedro Mogorrón Huerta / Analía Cuadrado Rey / María Lucía Navarro Brotons / Iván Martínez Blasco (eds): Fraseología, variación y traducción. 2016.

Band 110 Joaquín García Palacios / Goedele De Sterck / Daniel Linder / Nava Maroto / Miguel Sánchez Ibáñez / Jesús Torres del Rey (eds): La neología en las lenguas románicas. Recursos, estrategias y nuevas orientaciones. 2016.

Band 111 André Horak: Le langage fleuri. Histoire et analyse linguistique de l'euphémisme. 2017.

Band 112 María José Domínguez Vázquez / Ulrich Engel / Gemma Paredes Suárez: Neue Wege zur Verbvalenz I. Theoretische und methodologische Grundlagen. 2017.

Band 113 María José Domínguez Vázquez / Ulrich Engel / Gemma Paredes Suárez: Neue Wege zur Verbvalenz II. Deutsch-spanisches Valenzlexikon. 2017.

Band 114 Ana Díaz Galán / Marcial Morera (eds.): Estudios en Memoria de Franz Bopp y Ferdinand de Saussure. 2017.

Band 115 Mª José Domínguez Vázquez / Mª Teresa Sanmarco Bande (ed.): Lexicografía y didáctica. Diccionarios y otros recursos lexicográficos en el aula. 2017.

Band 116 Joan Torruella Casañas: Lingüística de corpus: génesis y bases metodológicas de los corpus (históricos) para la investigación en lingüística. 2017.

Band 117 Pedro Pablo Devís Márquez: Comparativas de desigualdad con la preposición de en español. Comparación y pseudocomparación. 2017.

Band 118 María Cecilia Ainciburu (ed.): La adquisición del sistema verbal del español. Datos empíricos del proceso de aprendizaje del español como lengua extranjera. 2017.
Band 119 Cristina Villalba Ibáñez: Actividades de imagen, atenuación e impersonalidad. Un estudio a partir de juicios orales españoles. 2017.
Band 120 Josefa Dorta (ed.): La entonación declarativa e interrogativa en cinco zonas fronterizas del español. Canarias, Cuba, Venezuela, Colombia y San Antonio de Texas. 2017.
Band 121 Celayeta, Nekane / Olza, Inés / Pérez-Salazar, Carmela (eds.): Semántica, léxico y fraseología. 2018.
Band 122 Alberto Domínguez Martínez: Morfología. Procesos Psicológicos y Evaluación. 2018.
Band 123 Lobato Patricio, Julia / Granados Navarro, Adrián: La traducción jurada de certificados de registro civil. Manual para el Traductor-Intérprete Jurado. 2018.
Band 124 Hernández Socas, Elia / Batista Rodríguez, José Juan / Sinner, Carsten (eds.): Clases y categorías lingüísticas en contraste. Español y otras lenguas. 2018.
Band 125 Miguel Ángel García Peinado / Ignacio Ahumada Lara (eds.): Traducción literaria y discursos traductológicos especializados. 2018.
Band 126 Emma García Sanz: El aspecto verbal en el aula de español como lengua extranjera. Hacia una didáctica de las perífrasis verbales. 2018.
Band 127 Miriam Seghiri. La lingüística de corpus aplicada al desarrollo de la competencia tecnológica en los estudios de traducción e interpretación y la enseñanza de segundas lenguas. 2019 (forthcoming)
Band 128 Pino Valero Cuadra / Analía Cuadrado Rey / Paola Carrión González (eds.): Nuevas tendencias en traducción: Fraseología, Interpretación, TAV y sus didácticas. 2018.
Band 129 María Jesús Barros García: Cortesía valorizadora. Uso en la conversación informal española. 2018.
Band 130 Alexandra Marti / Montserrat Planelles Iváñez / Elena Sandakova (éds.): Langues, cultures et gastronomie : communication interculturelle et contrastes / Lenguas, culturas y gastronomía: comunicación intercultural y contrastes. 2018.
Band 131 Santiago Del Rey Quesada / Florencio del Barrio de la Rosa / Jaime González Gómez (eds.): Lenguas en contacto, ayer y hoy: Traducción y variación desde una perspectiva filológica. 2018.
Band 132 José Juan Batista Rodríguez / Carsten Sinner / Gerd Wotjak (Hrsg.): La Escuela traductológica de Leipzig. Continuación y recepción. 2019.
Band 133 Carlos Alberto Crida Álvarez / Arianna Alessandro (eds.): Innovación en fraseodidáctica. tendencias, enfoques y perspectivas. 2019.
Band 134 Eleni Leontaridi: Plurifuncionalidad modotemporal en español y griego moderno. 2019.
Band 135 Ana Díaz-Galán / Marcial Morera (eds.): Nuevos estudios de lingüística moderna. 2019.
Band 136 Jorge Soto Almela: La traducción de la cultura en el sector turístico. Una cuestión de aceptabilidad. 2019.
Band 137 Xoán Montero Domínguez (ed.): Intérpretes de cine. Análisis del papel mediador en la ficción audiovisual. 2019.
Band 138 María Teresa Ortego Antón: La terminología del sector agroalimentario (español-inglés) en los estudios contrastivos y de traducción especializada basados en corpus: los embutidos. 2019.
Band 139 Sara Quintero Ramírez: Lenguaje creativo en el discurso periodístico deportivo. Estudio contrastivo en español, francés e inglés. 2019.
Band 140 Laura Parrilla Gómez: La interpretación en el contexto sanitario: aspectos metodológicos y análisis de interacción del intérprete con el usuario. 2020.